弱った体がよみがえる！
「亜鉛」健康法

著 栗原毅
レシピ考案 宗像伸子

PHP

はじめに

今、なぜ亜鉛が注目を浴びているのでしょうか。健康な生活を送るためには必要不可欠であるにもかかわらず、日本人に不足している栄養素の「亜鉛」。亜鉛は、16種類ある栄養素として重要なミネラルの仲間です。元素あるいは金属のイメージが強いですが、栄養素としても重要なのです。

栄養素としての亜鉛について考えてみましょう。生命活動を行なうためには、エネルギーが必要となります。そのエネルギー源となるのが炭水化物、脂質、たんぱく質の三大栄養素。この三大栄養素のエネルギー代謝を円滑に行なうために欠かせないものが、ビタミンとミネラルです。三大栄養素と比べて、必要量がわずかなので、微量栄養素と呼ばれています。

これらの栄養素はたくさん摂ればよいというわけではありません。栄養素はバランスよく摂取することが大切になります。特定の栄養素を多く摂りすぎると過剰症になり、少なすぎると欠乏症におちいります。すべての栄養素を必要量摂ることは簡単ではありませんが、できるだけ多くの食材を食べるようにすると、栄養素のバランスが自然と取れてくるものです。本書では、今まであまり語られなかった亜鉛を易しく解説しながら、管理栄養士の宗像伸子氏に、亜鉛を効率よく吸収するレシピを紹介していただきました。

ビタミンは13種類あり、ほかの栄養素の吸収や代謝を助けたり、皮膚や血管などの健康に貢献しています。一方、ミネラルは体の機能を正常に保つはたらきをしながら骨や血液などの材料となっています。いずれも大切なものですが、「ビタミン不足にならないよう野菜をとるようにしている」など、ビタミンに対する関心は非常に高いのに対し、ミネラルには無頓着な人が多いように感じます。だからなのか、ビタミンもミネラルも体内で合成できないため食事から摂取しなければなりませんが、日本人の食事はミネラル不足におちいりやすく、ミネラル不足の方が急増しているのです。

さて、本書のテーマは「亜鉛」。人間の体内にとって必要不可欠な「必須ミネラル」の一つです。そして亜鉛は、体にわずかしか存在していませんが、体のあらゆる場所で様々にはたらき、生命維持のために大事な役割を担っています。

亜鉛不足からおこる症状も様々です。生殖機能障害が亜鉛不足によってもおこることが、亜鉛が注目された先駆けともいえますが、最近では、味覚障害がよく知られるようになりました。味覚を感じるのは、舌にある味蕾《みらい》の中の味《み》細胞から味覚神経を通して脳にある味覚中枢へ情報が送られるためです。味細胞は短いターンオーバーで生まれかわりますが、その際に亜鉛が必要となります。亜鉛が不足すると、味細胞が再生しないために、「味がわからない」「本来の味とは違う」などの味覚障害がおきてきます。

また、亜鉛は皮膚や髪の毛のもとになるたんぱく質の合成に関わっており、亜鉛が不足すると、肌荒れや髪のぱさつきなどがおこります。さらに亜鉛は、たんぱく質から新しい細胞を作るために必要となり、たんぱく質と一緒に摂ることで新陳代謝がよくなり、免疫力を上げることで風邪など感染症の予防効果が期待されています。

自分の健康は自分でしっかり管理しなくてはならない時代となりました。本書を通じて亜鉛に関心をもち、元気に長生きする第一歩にしていただきたいと思います。

栗原 毅

弱った体がよみがえる！「亜鉛」健康法　もくじ

第1章

その不調は亜鉛不足が原因かもしれません

第2章

亜鉛は心と体をととのえます

第3章

亜鉛を上手に食べましょう

第4章

毎日おいしくたっぷり食べましょう【亜鉛レシピ】

装幀　村田 隆（bluestone）
装画・本文イラスト　渡邉美里
編集協力　増澤曜子
組版　朝日メディアインターナショナル株式会社

第1章

その不調は亜鉛不足が原因かもしれません

1

亜鉛欠乏症は様々な体調不良の原因となります

◆その体調不良は亜鉛不足かもしれません

私たちの体内には、亜鉛や鉄などの鉱物（ミネラル）が存在します。真鍮《しんちゅう》や釘の材料が体の中にあるというのは意外に感じるかもしれませんが、私たちの体が健康であるためには欠かせない栄養素です。

亜鉛は、筋肉、骨、皮膚、臓器、脳の海馬など、体中に合わせて約2000㎎（2g）が存在していますが、少量ながらそのはたらきはあまたに及びます。

亜鉛をはじめ、人体に欠かすことのできないミネラルは16種類（亜鉛、鉄、カルシウム、リン、カリウム、硫黄、塩素、ナトリウム、マグネシウム、銅、マンガン、クロム、ヨウ素、セレン、モリブデン、コバルト）あり、必須ミネラルと呼ばれます。

これらは体内で作ることができないため、必ず食べ物からとらなくてはなりません。ところが食事のバランスが悪かったり、腸での吸収力がおちたりすると不足し、様々な体調不良がおこってきます。

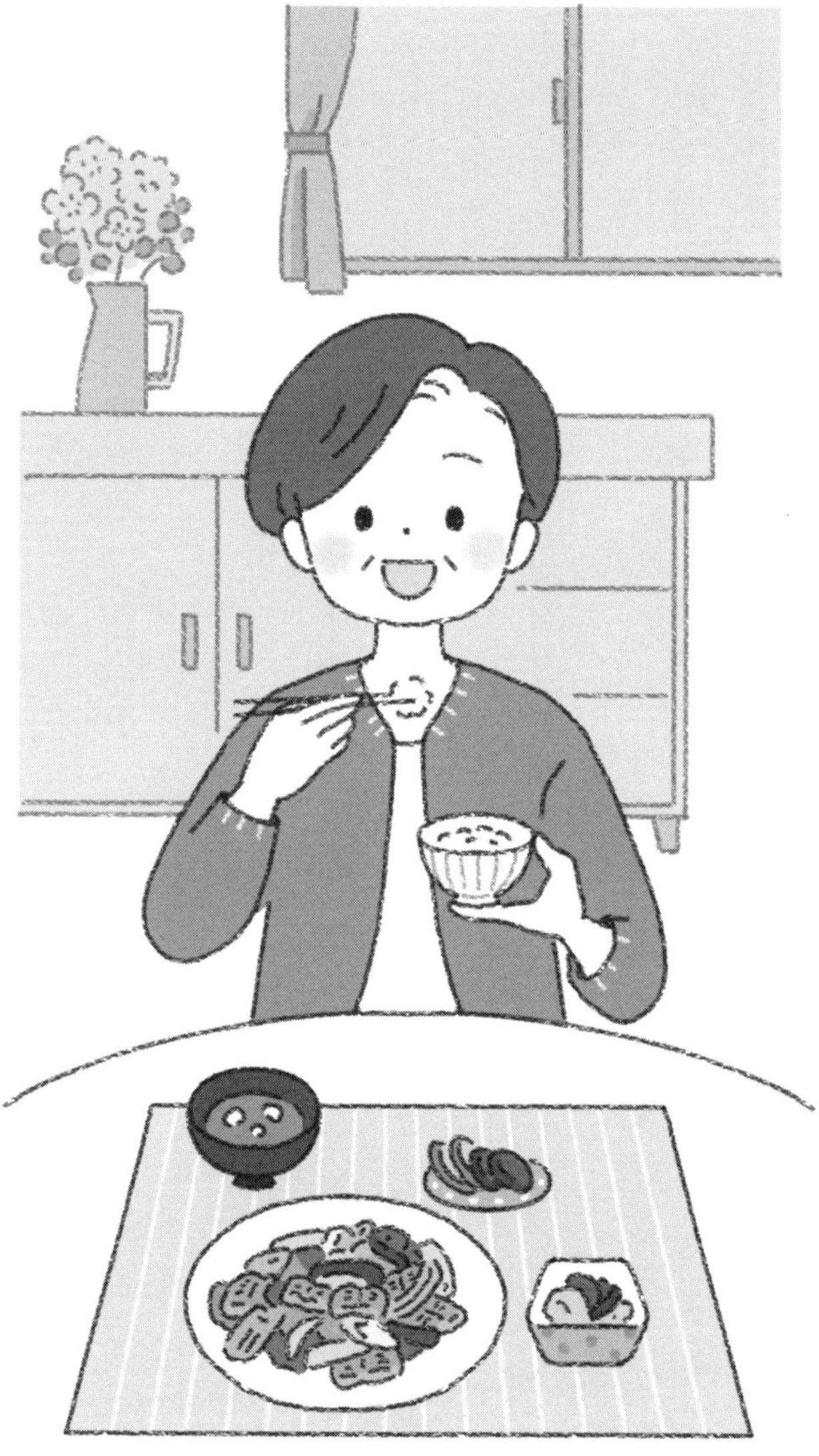

亜鉛欠乏チェックリスト

亜鉛が不足すると、次のような症状があらわれます。今のご自身の体調に照らし合わせてチェックしてみましょう。

□味覚障害――味がわからない、本来とは違う味を感じる
□食欲不振――食欲がない、食が細くなった
□よく下痢をする
□かぶれや皮膚炎になりやすく、傷の治りがおそい
□毛が抜ける
□貧血――顔色が悪い、乗り物に酔う
□口内炎ができる
□元気がない
□風邪をひきやすい
□生殖機能が低下している
□骨粗しょう症である

亜鉛欠乏症の診断

体内の亜鉛がいちじるしく不足すると、亜鉛欠乏症になります。医学的には、次の4つの条件にすべてあてはまると、亜鉛欠乏症と診断されます。

条件❶ 右のチェック項目に示したような症状がある。そして、血液検査をすると「血清アルカリホスファターゼ」の値が低い

「血清アルカリホスファターゼ」は、肝臓で作られる酵素で、亜鉛を必要とします。つまりこの値が低いと、亜鉛が不足しているか肝臓が弱っていることがわかります。

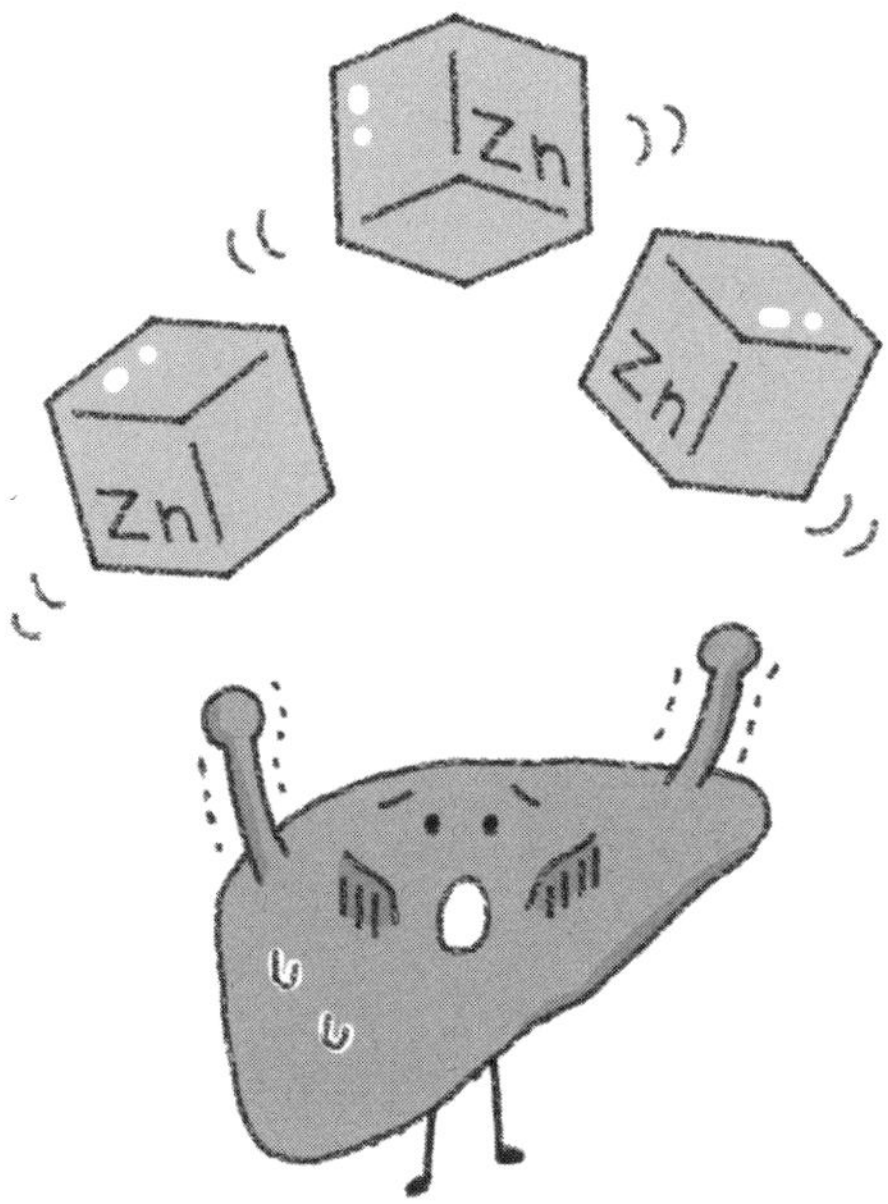

▶血清亜鉛の基準値

亜鉛欠乏症	60μg/dL未満
潜在性亜鉛欠乏	60～80μg/dL未満
血清亜鉛の基準値	80～130 μg/dL

一般社団法人日本臨床栄養学会編集「亜鉛欠乏症の診療指針2018」より

条件❷ 肝臓の病気など、症状の原因となるような他の病気が見あたらない

条件❸ 血液中の亜鉛の量を調べると少ない

健康な人では、血清100ccあたり、80～130μg（マイクログラム）の亜鉛が含まれています。マイクログラムは1gの100万分の1ですから、かなりの微量です。ちなみに血清とは、検査用に血液から固まる成分などを取り除いたものです。

検査の結果、亜鉛の量が60μg未満であれば欠乏症だと推測されます。健康値の80μgと60μgの間は、潜在性亜鉛欠乏と呼ばれます。

条件④ 亜鉛を薬などで補充すると、症状が改善された

条件3で亜鉛欠乏症、潜在性亜鉛欠乏の数値が出ると、亜鉛剤を服用することになります。これで症状がおさまれば、亜鉛欠乏症だと診断されます。

亜鉛欠乏症はイランで発見

亜鉛欠乏症が発見されたのは、比較的新しく1960年代とされています。中近東のイランのある地方に成長障害の男性が多く、検査したところ、亜鉛が欠乏していることがわかったのです。20歳であるのに、体が小さく10歳ぐらいにしか見えません。さらに皮膚がカサカサで重度の貧血が見られました。貧しい地域であるため、肉や魚などの動物性食品が食べられなかったこと、伝統的に全粒粉の未発酵パンや生の大豆など、亜鉛の吸収をさまたげるフィチン酸が多く含まれる食事であったことが原因でした。

亜鉛欠乏症になってしまうと、医師の治療を受け、薬を飲まなければなりません。できれば、その前に、亜鉛を多く含む食品（87ページ参照）を食事に取り入れて、体内の亜鉛量を基準値まで戻し、健康的な毎日を送りたいものです。

2 亜鉛は体中で、様々なはたらきをしています

◆亜鉛は全身ではたらいています

私たちの体内に含まれる亜鉛は、先ほど述べたようにたった2gほどですが、全身の組織に含まれています。

もっとも多く含まれるのが筋肉、そして骨、皮膚・毛髪です。臓器では、肝臓、消化管の膵臓《すいぞう》・脾臓《ひぞう》、目を形作る網膜、脈絡膜《みゃくらくまく》、毛様体《もうようたい》です。そして脳にも含まれています。

また、男性特有の組織である前立腺、さらには女性の卵巣にも含まれます。

▶亜鉛の様々なはたらき

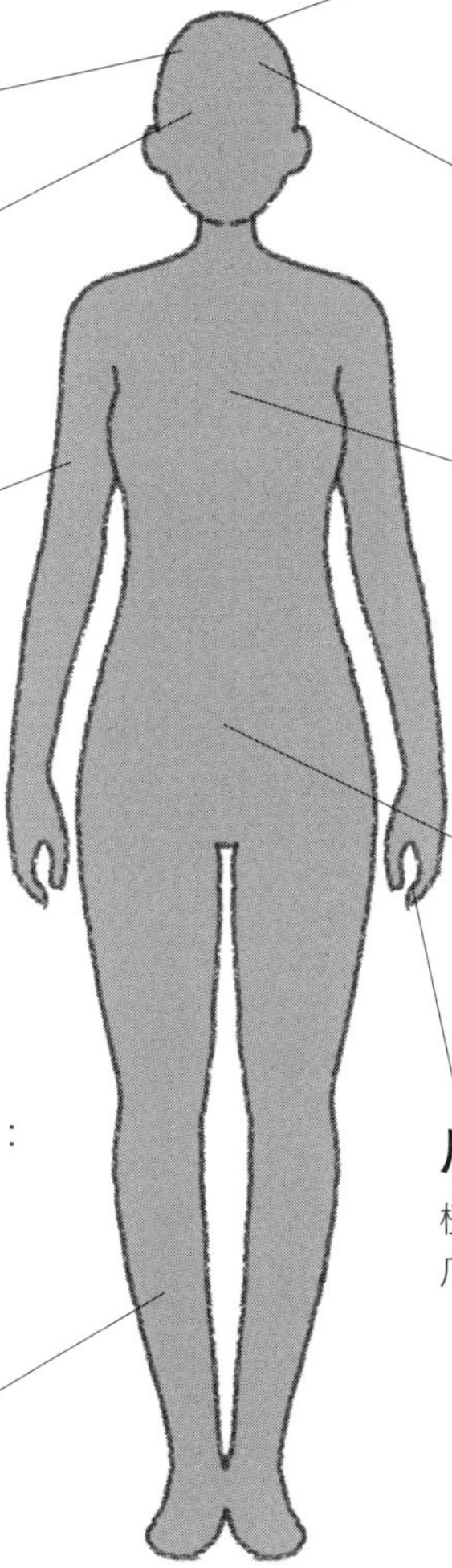

精神
精神安定
（イライラ・うつ防止）

髪
抜け毛をふせぐ。つやつやの髪の維持

海馬
記憶する。認知症改善の期待

目
視力の維持

免疫
免疫維持・強化

代謝
糖尿病の予防（インスリンの合成に関与し、血糖値を下げる）

酵素
体内の300種類を超える酵素の活性化

- SOD：抗酸化作用
- 炭酸脱水酵素：体内の二酸化炭素を運ぶ
- アルコール脱水素酵素：アルコール分解作用

生殖
精子を作り、卵子の発育をよくする

爪
桜色の健康な爪を維持

皮膚
コラーゲン合成：傷口の治りをよくする

骨
骨粗しょう症予防への期待

細胞分裂
DNAの複製に必要

ホルモン
ホルモンの合成に関与
- 性ホルモン
- 成長ホルモン
- インスリン

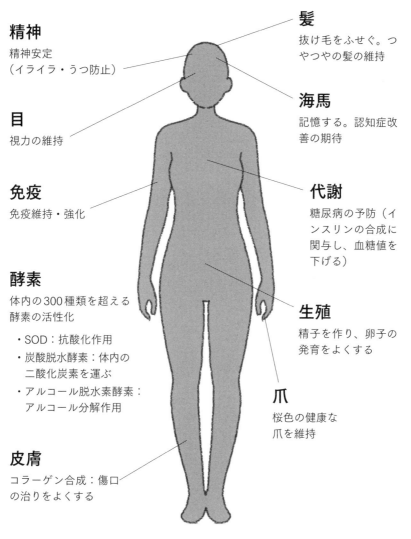

３００もの酵素の材料に

亜鉛のはたらきは、とても多様ですが、まずあげなくてはならないのは、３００もの酵素の材料になることです。

食べ物を消化、吸収し、エネルギーにかえて体や体内の組織を動かしたり、体の組織を作るためには、すべて酵素が必要です。私たちの体内には５０００もの酵素が存在するとされていますが、亜鉛はそのうち３００もの酵素の材料になるのです。

たとえば、体を作るたんぱく質の再合成（たんぱく質を食べてもそのまま使われるのではなく、分解して体内仕様に再合成されます）に関する酵素に亜鉛は必須です。

亜鉛を必要とする酵素には、スーパーオキシドジスムターゼ（ＳＯＤ）もあります。舌を嚙《か》みそうな名前ですが、強力な活性酸素除去酵素です。私たちは、呼吸で酸素を体内に取り込んで、エネルギーを作るなど生命を維持するために使っています。酸素がなければ死んでしまいますから重要な物質です。体内に取り込まれた酸素のうち、数パーセントが、活性酸素に変化し、免疫や細胞間の連絡などに使われます。しかし、この活性酸素は増えすぎると老化、がん、生活習慣病をひきおこしてしまいます。そこで体内にはこれを除去する酵素が備わっており、そのひとつがＳＯＤなのです。ＳＯＤに欠かせない亜鉛は、老化が気になる世代には強い味方なのです。

そして亜鉛がかかわる酵素でもっとも数が多いのは、血液中にある炭酸脱水酵素です。息を吸って取り込まれた酸素は、肺から血管を通って全身の細胞に運ばれます。細胞では、酸素を使ってエネルギーを作り、代わりに二酸化炭素を排出します。二酸化炭素は血管で肺まで運ばれ、息を吐くと体外に排出されます。私たちが吐く息は、全身の細胞から排出された二酸化炭素であり、これを肺まで運ぶのに使われるのが炭酸脱水酵素です。

最後にもうひとつ。お酒を飲む人に重要な、アルコールを分解するアルコール脱水素酵素にも亜鉛が必要です。最近お酒が弱くなったという人は、亜鉛が足りないのかもしれません。

インスリンにも亜鉛が必要

ホルモンにも亜鉛は欠かせません。ホルモンは、体の器官にはたらきかける物質で、現在１００種類以上が見つかっています。

たとえば、膵臓のβ《ベータ》細胞で作られるインスリンは、血糖値を下げるホルモンとして有名ですが、亜鉛が使われています。

ホルモンと酵素の違いを説明するのは、なかなかむずかしいのですが、ホルモンが現場マネージャーとして指令を出すと、各担当の酵素が実際に指令を実現するためにはたらくというような関係です。いずれにしろ、ホルモンも酵素も私たちの体内を調整している物質です。

その他に亜鉛がかかわるホルモンには、脳の下垂体から分泌される、黄体形成ホルモン、卵胞刺激ホルモン、成人の成長ホルモンなどがあります。

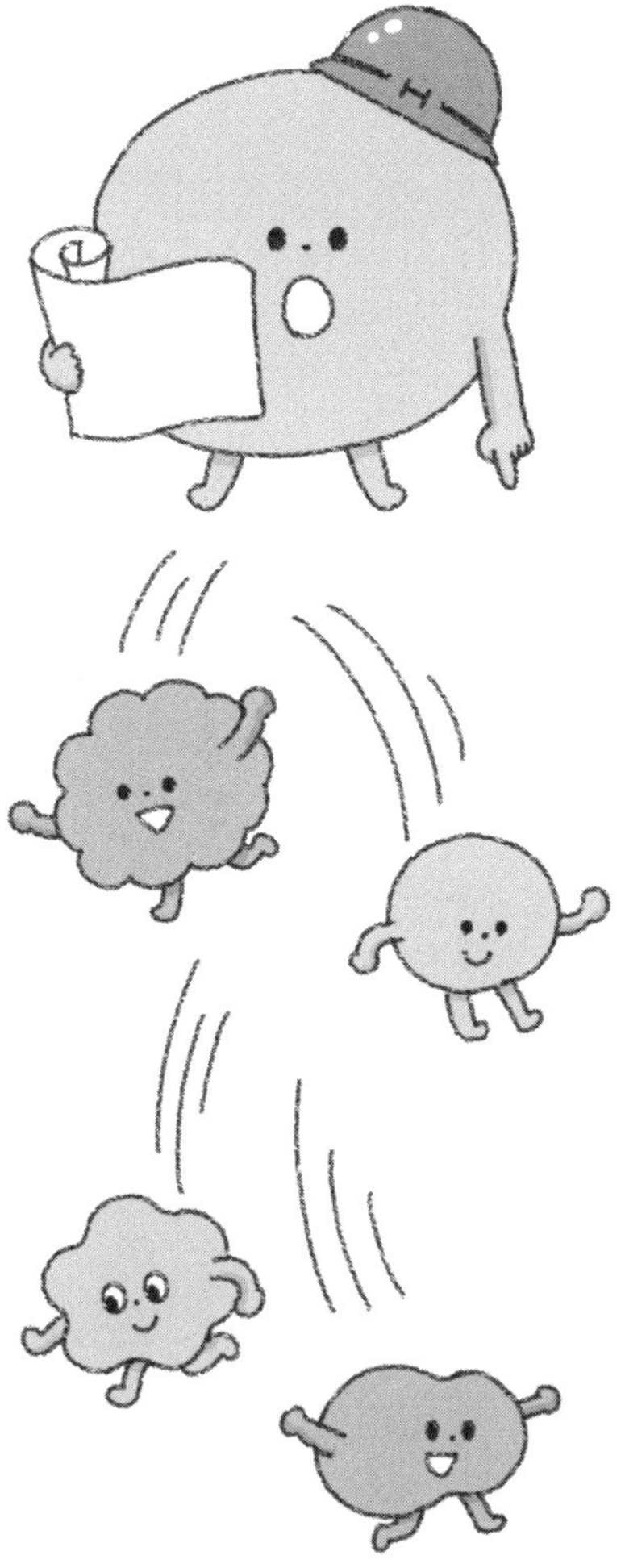

細胞分裂にも不可欠

ＤＮＡの複製に欠かせないジンクフィンガーにも、亜鉛が使われています。ジンク（ｚｉｎｃ）は英語で亜鉛のことで、ジンクフィンガーは亜鉛とたんぱく質が結びついた物質です。

私たちの体は、平均０・０２㎜の小さな細胞の集まりで、その数は約37兆個といわれています。脳も筋肉も骨も、全身すべて細胞の集まりです。この細胞が正常に新しく生まれかわることが、健康の条件のひとつです。細胞は分裂することで増えます。つまり、元の細胞とそっくり同じコピーができるのです。

ＤＮＡは細胞の中に入っている設計図であり、これが複製されるためにはジンクフィンガーが必要です。設計図が正確に複製されないと細胞分裂が正常に行なわれないことになり、様々な不具合がおこってしまいます。

ＤＮＡの複製にかかわる亜鉛は、人体の中でも新しい細胞が増える新陳代謝が活発なところで多く使われています。たとえば皮膚。肌は新陳代謝が活発な部位です。みずみずしい肌には、亜鉛がひと役かっているのです。カサカサ、ガサガサが気になるのであれば亜鉛不足かもしれません。

新陳代謝が活発な部位には、舌もあります。

舌には味を感じる「味蕾《みらい》」という組織がありますが、ここの細胞は新陳代謝が速く、人では10～30日と比較的短期間で新しく入れ替わります。そのため、亜鉛が不足すると味覚障害をひきおこすことがあります。コロナ禍にあって、後遺症として味覚障害があらわれることがありますが、亜鉛を服用することで障害が回復した例もあります。

このように成人がいつまでも若々しくみずみずしくいられるのは亜鉛のおかげですが、成長期の子どもや、人体が形作られる胎児期には、さらに重要だといえます。

新型コロナウイルス感染症の治療にも

２０２０年秋、当時アメリカの大統領だったトランプ氏が、新型コロナウイルスに感染しました。まだ、ワクチンも治療薬も開発される前のことでしたが、医師団が発表した治療の中に、亜鉛とビタミンＤの投与があり、注目をあびました。亜鉛は免疫細胞のはたらきを高め、さらに新型コロナのような「ＲＮＡウイルス」が増えるための酵素を阻害します。ビタミンＤも免疫力を高めることがわかっています。

コロナ禍で、改めて亜鉛の免疫力を高める効果を世界中の人が再認識することになりました。

また、脳の海馬などにも亜鉛は多く含まれます。亜鉛が欠乏すると無気力になったり、うつ病につながることが知られており、神経系と亜鉛との関係については、国内外で研究が進んでいます。

このように、亜鉛は体内で八面六臂《はちめんろっぴ》の大活躍で、さらに最新研究によって日々新たなはたらきが発見されています。第2章では、さらに具体的に亜鉛の驚くべき多様な、そして重要なはたらきを見ていきます。

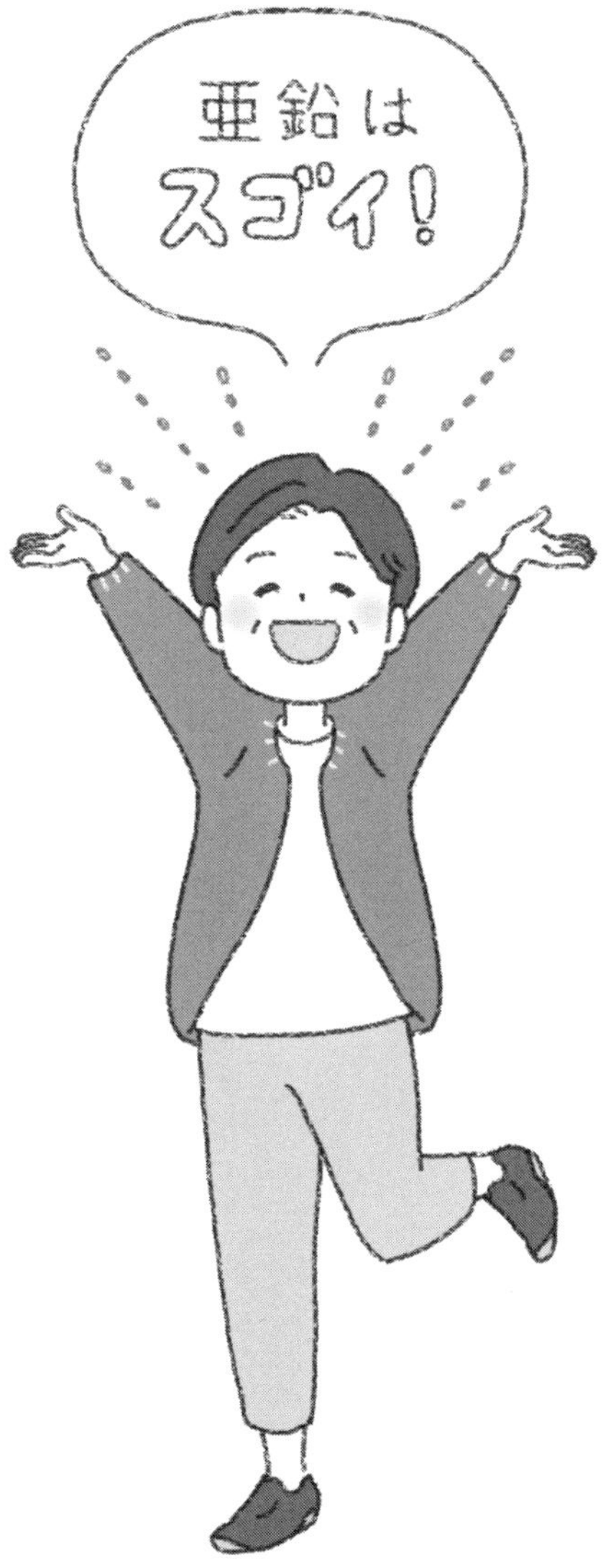

3 日本人には亜鉛が不足しています

◆五大栄養素と亜鉛は関係が深いのです

私たちは食事をしなければ、体を作り、維持していくことができません。つまり、生きていくことができません。栄養学では、食べ物は栄養素の種類や、体でどのように利用されているかによって5つに分類されます。

五大栄養素とは

①炭水化物（糖質＋食物繊維）

糖質はエネルギーになります。食物繊維は消化・吸収されませんが、便秘解消、コレステロールや血糖値のコントロールなど体調をととのえるのに役立ちます。

②脂質

エネルギーになります。細胞膜や神経組織、ホルモンの材料になります。

③たんぱく質

筋肉や内臓、皮膚、髪の毛など体を作るもとになります。

④ビタミン

体の調子をととのえます。

⑤ミネラル

体の調子をととのえ、骨や血液のもとになります。

亜鉛は⑤のミネラルに分類されます。

ミネラルは、7種類の多量ミネラルと9種類の微量ミネラルの16種類からなります。

多量ミネラルは一日の推奨摂取量が100㎎以上のもので、ナトリウム、カルシウム、カリウム、マグネシウム、リン、硫黄、塩素の7種類です。㎎（ミリグラム）は1000分の1gであり、100㎎＝0・1g（グラム）です。

いっぽう一日の推奨摂取量が100㎎未満のものは微量ミネラルと呼ばれ、鉄、亜鉛、銅、マンガン、ヨウ素、セレン、クロム、モリブデン、コバルトの9種類です。

これらミネラルは、体内で作ることができず、食べ物からとらなければならないので、「必須ミネラル」とも呼ばれます。

一日の亜鉛推奨摂取量

このうち亜鉛は、一日に成人女性で8㎎、成人男性で11㎎を食事からとることが推奨されています。胎児の分も必要な妊婦さんは、＋2㎎で10㎎。赤ちゃんにおっぱいを飲ませる授乳期には＋4㎎の12㎎となります。また、高校生ぐらいの時期の男子は12㎎となっています。

ところが、左ページの表を見てわかるように、多くの日本人は摂取量が不足しています。亜鉛は食事からとる分には、多すぎて害を及ぼす過剰摂取におちいることはまずありませんから、家族の健康を考えると、毎日の献立に積極的に取り入れたいものです。

▶亜鉛の摂取量および推奨量

		1〜6歳	7〜14歳	15〜19歳	20〜29歳	30〜39歳	40〜49歳	50〜59歳	60〜69歳	70歳以上	総数
男性	摂取量（mg/日）	5.7	9.3	11.4	9.8	9.1	9.4	9.2	9.3	9.1	9.2
	推奨量（mg/日）	3 〜 5	5〜10	12	11	11	11	11	11	10〜11	

		1〜6歳	7〜14歳	15〜19歳	20〜29歳	30〜39歳	40〜49歳	50〜59歳	60〜69歳	70歳以上	総数	妊婦	授乳期
女性	摂取量（mg/日）	5.2	8.3	8.6	7.3	7.3	7.8	7.5	8.0	8.0	7.7	8.0	8.2
	推奨量（mg/日）	3〜4	4〜8	8	8	8	8	8	8	8		10	12

「日本人の食事摂取基準2020年版」「2019年 国民健康・栄養調査報告」（いずれも厚生労働省）より

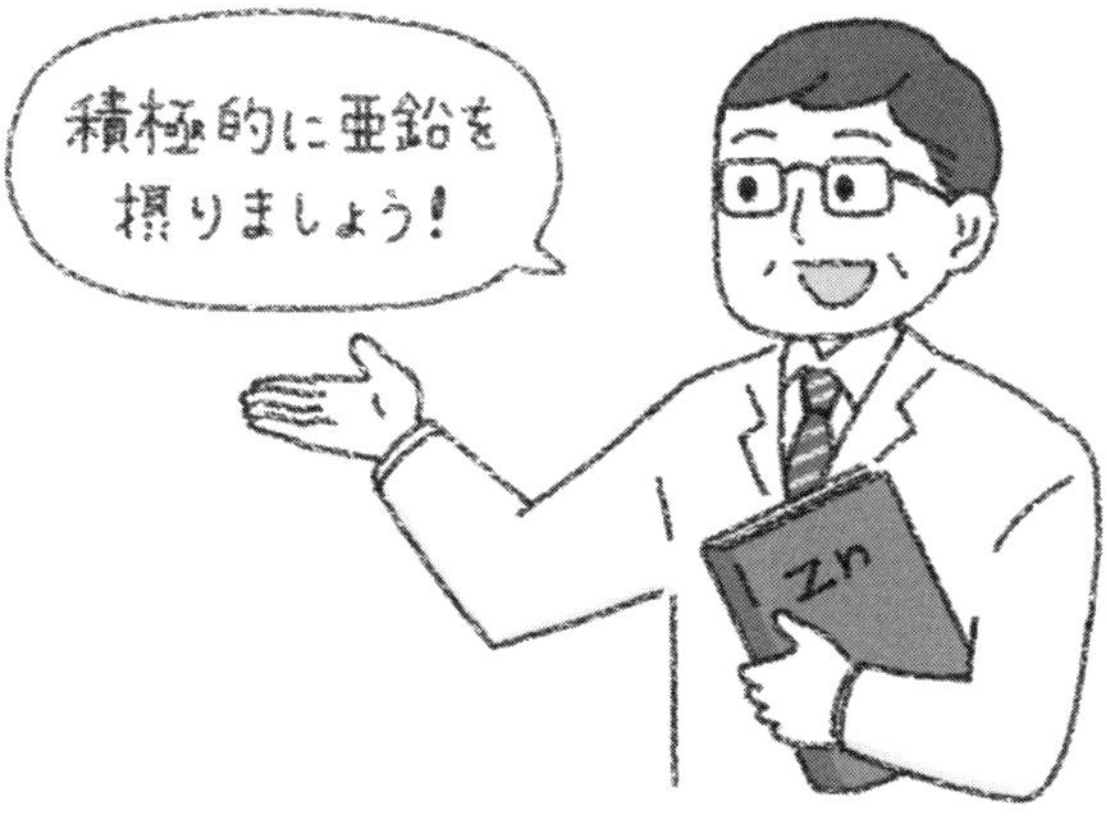

4

薬品にも使用されている亜鉛は、私たちの生活に身近な鉱物です

◆軟膏や胃潰瘍薬にも使われています

亜鉛は、英語でｚｉｎｃ【ziŋk】といいますが、ドイツ語のｚｉｎｋｅｎが由来だとされています。ｚｉｎｋｅｎは、櫛《くし》の歯のことですが、鉱物から鉛を精製するときに、副産物としてできる亜鉛の表面がでこぼことしている様子を櫛の歯のようだと表現したようです。

亜鉛の軟膏《なんこう》というのがありますが、湿疹《しっしん》、かぶれ、あせも、ただれ、皮膚炎や軽いやけどの薬として使われています。

また、胃潰瘍薬にも使われています。胃の粘膜の炎症をやわらげ、細胞を酸化から守ります。

5円玉、10円玉にも含まれます

淡い金色で人気の真鍮のアクセサリーをお持ちの方も多いでしょう。真鍮は、亜鉛と銅の合金です。真鍮製のドアノブも高級感があります。お金の5円玉も真鍮です。10円玉は、亜鉛と銅とさらにスズの合金で青銅と呼ばれます。

ところでブラスバンドのブラス（brass）は英語で真鍮のことです。キラキラと光る金管楽器は真鍮製なので、打楽器と金管楽器で編成される楽団をブラスバンドと呼ぶようになりました。また、トタン屋根のトタンは、薄い鉄板の表面を亜鉛でメッキしたものです。亜鉛が、鉄が錆《さ》びるのをふせいでいます。

理科が好きだった方は、ボルタの亜鉛電池を覚えているかもしれません。亜鉛板と銅板を水溶液につけ、両板を線でつなぐと、電気が流れました。現在は、リチウムを使う電池が主流になっていますが、電気自動車を動かしたり太陽光パネルで発電する電気をためるためには容量が少ないため、改めて亜鉛を使う未来の電池の研究が進んでいます。

5 知らず知らずのうちに亜鉛不足におちいっているかもしれません

◆こんな人たちが亜鉛不足になりがちです

バランスのよい食事をしていれば不足することはないといわれている亜鉛ですが、加齢などによる体質の変化や、スポーツによる使用量の増大によって知らず知らずのうちに足りなくなっていることも多いのです。

肉や魚を食べない、食が細いなど、次のような人（38ページ〜）は亜鉛不足におちいっているかもしれませんので、気をつけましょう。

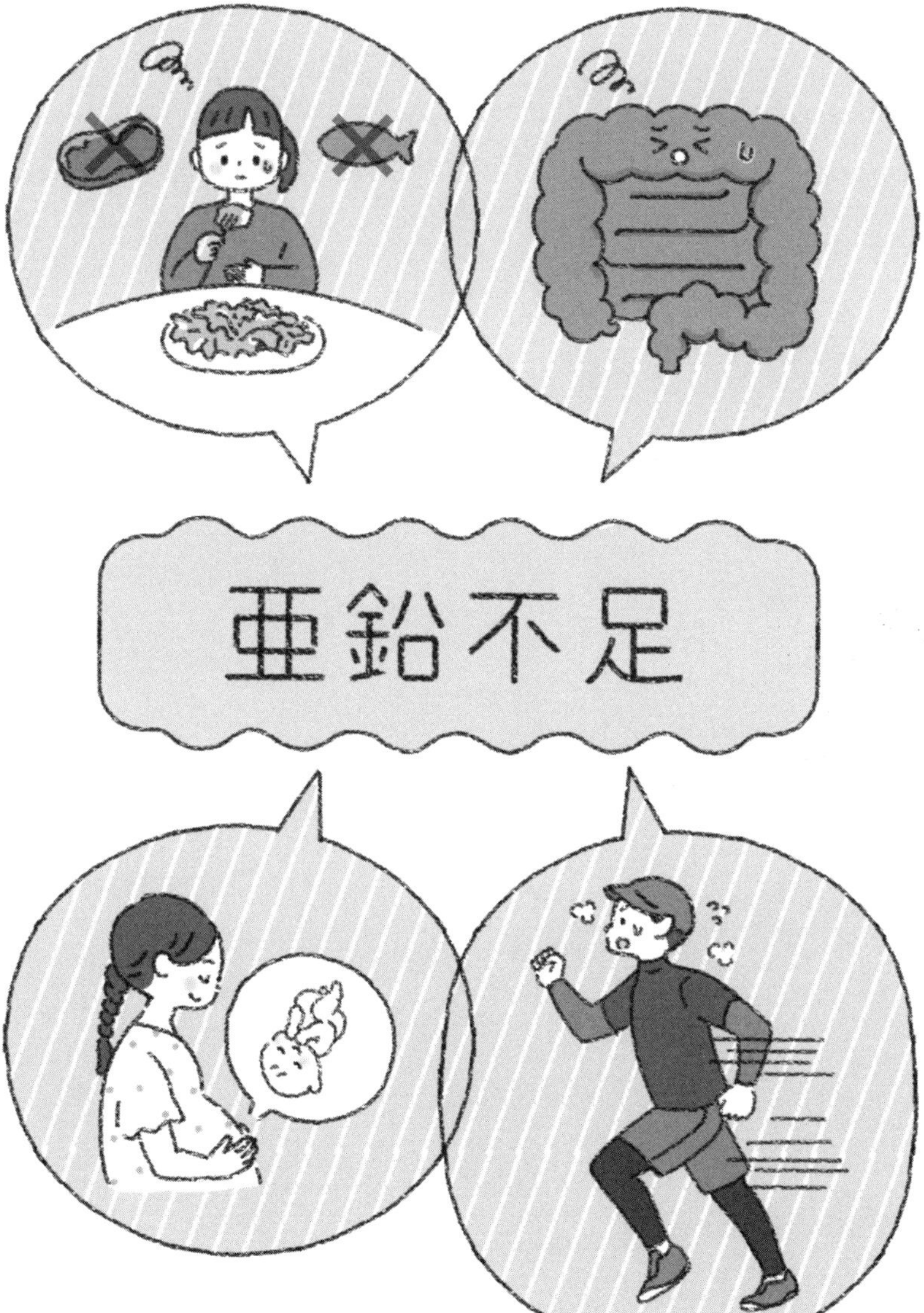
亜鉛不足

肉や魚を食べない人や食が細い人

亜鉛は、肉や魚に多く含まれています。好き嫌いが多かったり、野菜中心の食事をしていると、亜鉛不足をまねいてしまいます。ダイエットをしていて食事量が少ない場合も同様です。

また、高齢者は自然に食が細くなるため、ダイエットをしていなくても注意が必要です。

腸でうまく吸収できない人

食事には問題がなくても、体内に入った亜鉛が、うまく消化・吸収できないと、やはり亜鉛不足をまねきます。ちなみに亜鉛の吸収率は、正常な場合でも食べた亜鉛のうち、腸から吸収されるのは20～40％です。

さらに吸収をさまたげるものとして「食べ合わせ」があります。コーヒー、オレンジジュース、カルシウム、フィチン酸は、とりすぎると亜鉛の吸収をさまたげます。とはいえ、まったくとらなければ、それはそれで栄養バランス上好ましくありません。過剰でなければ、栄養素にはとってはいけないというものはないのです。詳しくは第3章で説明します。

食べ物だけでなく、抗生物質などの薬が亜鉛と結合して、腸からの亜鉛の吸収をさまたげることもあります。薬については、医師の説明をよく聞き、飲み方を守って服用しましょう。

他にも病気が亜鉛の吸収をさまたげることがあります。慢性肝炎や肝硬変などの肝臓病、腸の病気、腸管を手術で切除した場合などには、腸からの吸収がうまくできません。また、赤ちゃんにまれに見られる腸性肢端皮膚炎《ちょうせいしたんひふえん》は、口の周辺や肛門周辺と手足の指先などに皮膚炎がおこり、慢性的な下痢、抜け毛、充血などの症状が見られますが、生まれつき腸での亜鉛吸収がうまくできないことが原因です。亜鉛は脳の発達にも重要なはたらきがありますから、すみやかに亜鉛を服用しなければなりません。また、母乳に亜鉛が不足している場合にも腸性肢端皮膚炎がおこります。このときは、人工のミルクを足したり、離乳食を始めて亜鉛を補います。

また、高齢になると特に病気でなくても、消化吸収力がおちます。よく噛んでゆっくり食べて胃腸が消化吸収態勢に入る時間をかせぐ、補助的にサプリメントを飲む、など工夫が必要になります。

亜鉛の必要量が増えた人

赤ちゃんが急に大きくなるとき、また、成長期の子どもは、必要量が急に増えるため、亜鉛が不足することがあります。

また、妊婦さんや授乳期のお母さんは、赤ちゃんの分まで亜鉛をとらなければなりません。産後にダイエットすると足りなくなる例もあります。

さらに激しいスポーツを継続して行なうアスリートは、必要な亜鉛量が多く、意識してとらないと不足してしまいます。

排出される亜鉛が多い人

激しいスポーツを継続して行なうアスリートは、汗や尿から亜鉛が排出されることによって亜鉛が欠乏し、亜鉛欠乏による貧血がしばしばおこります。亜鉛不足による細胞分裂の不具合で、赤血球が作られにくくなることが原因です。

肝臓病（慢性肝炎、肝硬変などの肝臓病）、糖尿病、腎臓病、また透析を受けている人は、尿や透析液から亜鉛の排出が増えることがあります。

さらに、関節リウマチ、パーキンソン病、痛風、糖尿病、不眠症、うつ病、てんかんなどの治療に使われる薬の中には、亜鉛の排出をうながし、長期服用すると亜鉛不足をまねくものもあります。

治療を受けている場合は、必ず医師と相談してください。

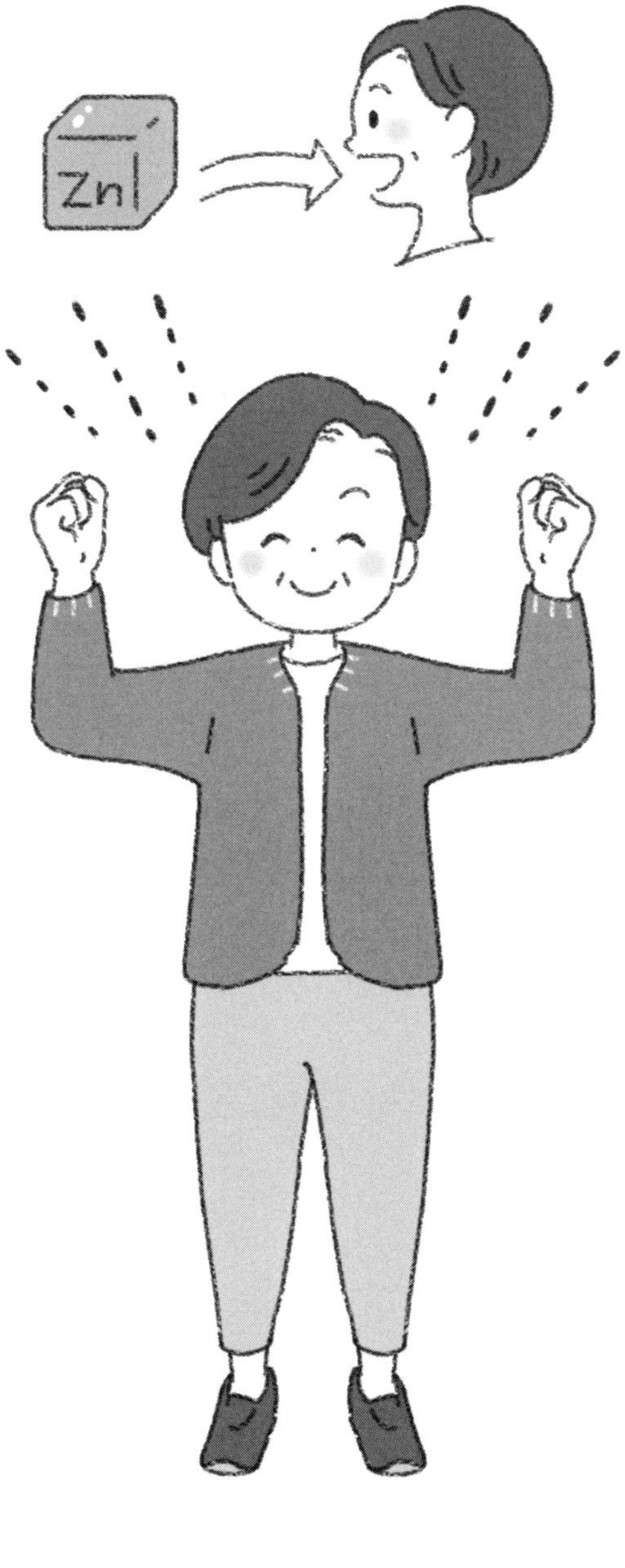

Column 1

子どもの成長に欠かせない亜鉛

細胞分裂に必要で、体の材料であるたんぱく質の合成にもかかわる亜鉛は、胎児にとっても赤ちゃんにとっても、さらに子どもにとっても重要なミネラルです。子どもはどうしてもお菓子をたくさん食べてしまい、食事が食べられないということがよくあり、栄養不足になりがちです。栄養不足は亜鉛不足につながります。

たとえば、落ち着きがなくじっとしていることが苦手な子が、亜鉛などのサプリメントを飲んだところ、落ち着いて座っていられるようになり、成績も上がったという例があります。この場合、栄養不足、亜鉛不足が原因だったといえます。また、「背が高くなりたい」とカルシウムをたくさん摂る子がいますが、じつは亜鉛が足りずに背が伸びないこともあるのです。ただし、これらはあくまで一例ですので、医師に相談して必ず処方を受けてください。

スポーツをするようになると、大量の汗とともに亜鉛が排出されるため、亜鉛不足をまねくことがあります。また、筋肉を増やすためにも亜鉛が使われます。筋肉細胞の数は決まっており、増えることはありませんが、線維が太くなることで筋肉が増えていきます。亜鉛は、このとき必要なたんぱく質の合成に必要なのです。

このように、子どもの成長にも亜鉛は欠かせないのです。

◆亜鉛の食事摂取基準（mg／日）

性別	男性				女性			
年齢等	推定平均必要量	推奨量	目安値	耐用上限値	推定平均必要量	推奨量	目安値	耐用上限値
0～5(月)	-	-	2	-	-	-	2	-
6～11(月)	-	-	3	-	-	-	3	-
1～2(歳)	3	3	-	-	2	3	-	-
3～5(歳)	3	4	-	-	3	3	-	-
6～7(歳)	4	5	-	-	3	4	-	-
8～9(歳)	5	6	-	-	4	5	-	-
10～11(歳)	6	7	-	-	5	6	-	-
12～14(歳)	9	10	-	-	7	8	-	-
15～17(歳)	10	12	-	-	7	8	-	-

「日本人の食事摂取基準2020年版」（厚生労働省）より

第2章

亜鉛は
心と体をととのえます

1

美肌、美髪、美爪の健康的な亜鉛美人を目指しましょう

◆亜鉛のサポートでみずみずしい肌を取り戻します

最近、肌がカサカサする、毛が抜ける、爪を伸ばすと割れてしまう、ということはありませんか。こういった症状をひきおこす亜鉛不足は、美容の大敵です。

皮膚は、新しい細胞が生まれ、古い細胞が排出される新陳代謝が速い部位です。新しい細胞を生み出す細胞分裂に必要である亜鉛は、そのため皮膚にはより多く存在しています。

皮膚は表皮《ひょうひ》と真皮《しんぴ》からなりますが、亜鉛がより多く含まれているのは表皮です。表皮は約4週間で生まれかわりますが、亜鉛が不足すると細胞分裂がとどこおり、新しい細胞が生まれにくくなります。

また、皮膚を作るたんぱく質の一種であるコラーゲンの生成には、ビタミンCと亜鉛が必要です。肌にビタミンCがよいことは知られていますが、じつは、亜鉛もコラーゲンの生成にかかわっていることを知らない人は多いようです。ハンドクリームに亜鉛も入っているのは、そういうわけなのです。

酵素5αリダクターゼを阻害して抜け毛をふせぎます

抜け毛は、男性だけでなく、高齢になると女性にも見られます。

じつは亜鉛は、毛髪にも多く含まれており、髪の毛を構成する主要なたんぱく質であるケラチンの合成を助けます。そしてケラチンが不足すると、髪が細くなり、白髪・抜け毛の原因になります。

髪の毛も皮膚と同じように新しく生まれ、成長し、古くなれば抜け、また新しく生まれるというサイクルがあります。髪の毛の根もと「毛根」では、細胞分裂が盛んにおこり、亜鉛が使われています。若々しい髪の毛は亜鉛が生み出すのです。

男性に脱毛が多いのは、5αリダクターゼという酵素が男性ホルモンと結びつくと、抜け毛をうながす作用があるからです（量は少ないものの、男性ホルモンは女性の体内にも存在するので、女性にも脱毛が見られます）が、亜鉛には、５αリダクターゼを阻害するはたらきがあります。

◆健康な爪を取り戻します

亜鉛が不足すると、爪が欠けやすくもろくなる、横線が入る、周囲の皮膚との境目に炎症がおこる、縦に割れる、白い部分ができる、などの症状がおこります。

亜鉛をしっかりとって、美しい指先を取り戻しましょう。

美しい肌、豊かな髪、つるつるとした爪。健康的でみずみずしい〝亜鉛美人〟を目指したいですね。

2 亜鉛で、味覚や消化管のはたらきを高めましょう

◆いくつになっても美味しいものを味わいましょう

「お母さんの料理、なんだか最近、味つけが濃いよ」

家族に、こう言われて受診される方がいます。味覚障害は、軽度だとご本人はなかなか気づかないため、周囲から指摘されてわかる、ということがあるのです。

味覚障害では、薄味に感じたり、まったく味を感じなかったり、何を食べても甘く（苦く）感じたりといった症状がおこります。なかには、何も食べていないのに、苦味や渋みを感じることもあります。

味がわからなくなる味覚障害の原因は様々ですが、亜鉛不足によることも多いのです。第1章で述べた舌や口の中にある味を感じる味蕾《みらい》細胞は、10～30日で生まれかわ

るといわれています。亜鉛が多く必要であり、不足すると新しい細胞が生まれ、古い細胞と入れ替わるターンオーバーに不具合が生じるのです。

新型コロナウイルスの症状や後遺症に、味覚障害があります。特にオミクロン株に変異する前の2020~2022年はじめ頃までは、比較的多くの患者さんに見られました。新型コロナウイルスと味覚障害の関係については、世界中で研究者が解明にとりくんでいるところです。

一般的に、ウイルス感染症では、ウイルスが神経にダメージを与えたり、神経の周囲の細胞に炎症がおこることで味覚障害がおこります。また、感染症ではかかり始めの急性期に、肝臓でアミノ酸の取り込みが増え、アミノ酸に結合している亜鉛も同時に取り込まれるため、血中の亜鉛が少なくなります。これも味覚障害の原因だと考えられています。そこで治療の現場では、コロナウイルスに感染した患者さんに亜鉛の薬を投与し、味覚障害が回復した例もあります。

ヒトは、高齢になるにつれ、耳や目の細胞はおとろえていきます。しかし、味覚と嗅覚の細胞は、ターンオーバーが活発で、いくつになっても美味《おい》しいものが味わえます。味覚障害かな？　と思ったら早めに受診してください。

最近、
味付けが濃いよ。
早めに受診を
HOSPITAL

◆亜鉛不足は消化管のはたらきを低下させます

「歳《とし》をとれば、食が細くなるのは仕方がないのよ」「でもねえ、食欲もないのよ」

こんなぼやきにも似た会話があちこちから聞こえてきます。

確かに中高年期以降は、基礎代謝（安静時に体が必要とするエネルギー）が下がるので、若いときのようにもりもりと量を食べる必要はありません。

しかし、量はいらないからと、おかずはほとんど食べず、ごはんと漬け物だけのような栄養バランスの悪い食生活を続けていると、亜鉛をはじめ栄養が不足してしまいます。そして、亜鉛が不足すると消化管のはたらきが低下します。

消化管とは、口→食道→胃→小腸→大腸→肛門で、口から入った食べ物は小さく小さく消化され、十分に小さくなると吸収され、吸収されないものは排出されます。つまり、消化管は体に必要な栄養素を吸収するためのしくみなのです。

亜鉛が不足すると、消化管の粘膜が萎縮して消化液の分泌が減少したり、消化管の動きがにぶくなったりします。たとえば、口の中に口内炎ができたり、胃もたれやむかつきがおこったりして、食欲がおちます。腸では、下痢が発生します。

さらに、脳の視床下部から分泌され、食欲をうながすニューロペプチドYは、亜鉛が不足していると出にくくなるため、やはり食欲がおちます。そして、食欲がおちると、ますます亜鉛が不足するという悪循環におちいってしまいます。さらに味覚障害がおこれば、ますます食欲はおちてしまいます。

肉、魚などのたんぱく質をしっかりとって、ひと口ひと口よく噛《か》んで食べ物の美味しさを味わいましょう。よく噛むと唾液がよく出て、味蕾細胞の感度がよくなります。バランスのよい食事を美味しくいただいていれば、亜鉛がしっかりとれて、胃腸の調子もよく、快適な毎日を送ることができます。

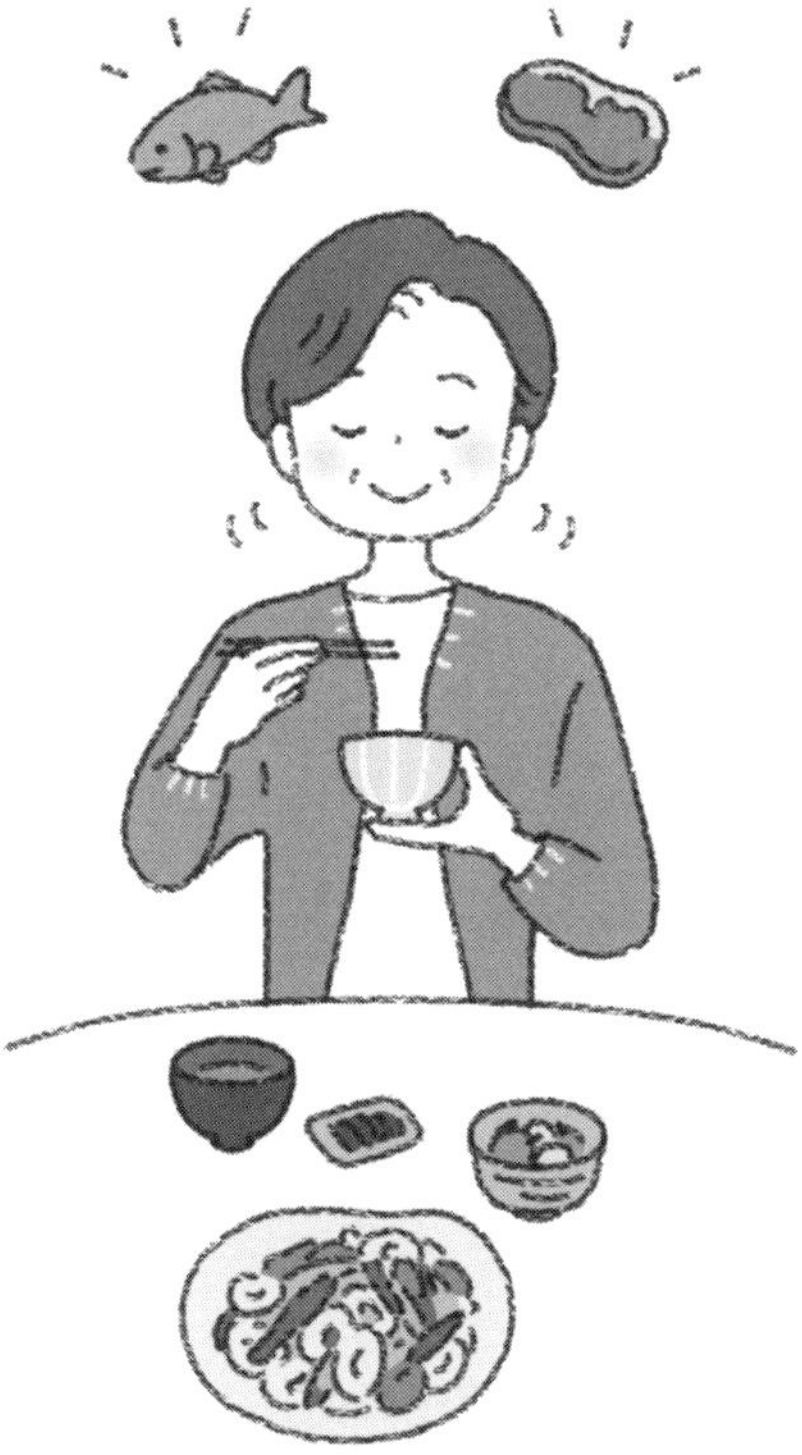

3 感染症撃退には、亜鉛をとって免疫力を高めましょう

◆体内では免疫細胞チームが感染症と戦っています

新型コロナウイルスの流行で、改めて亜鉛が注目されています。47ページで紹介したように味覚障害の改善にも役立ちますが、さらに免疫力を高め、感染症にかかりにくくする効果も期待できるからです。

免疫というのは、疫を免《まぬが》れると書くように、感染症からのがれる、感染症にかからない体のしくみです。たとえば、麻疹《はしか》は一度かかると体内に抗体ができ、再びかかることはありません。これを免疫がついたといいます。

体内では、様々な免疫細胞がはたらいています。NK細胞は体内（血液やリンパ液）をパトロールしていて、細菌やウイルスが侵入すると即座に攻撃します。マクロ

ファージや好中球《こうちゅうきゅう》なども細菌・ウイルスを捕食します。さらに、樹状細胞がリンパ節のヘルパーT細胞に侵入を知らせ、ヘルパーT細胞はβ細胞に抗体を作るように指令をだします。抗体は、それぞれの細菌やウイルスにぴったり合うように作られ、攻撃します。細菌やウイルスにやられてしまった免疫細胞は、キラーT細胞が処理します。このようにチーム一丸となって細菌やウイルスを撃退すると、制御性T細胞が攻撃を終了させます。そしてβ細胞は撃退した細菌やウイルスを記憶し、次の侵入に備えます。

体内では、このように、バラエティ豊かな免疫細胞が連携してはたらき、細菌やウイルスの侵入をふせいで、健康を維持しています。ところが、亜鉛が不足すると、β細胞が減少し、抗体の産生も減少してしまいます。NK細胞を増やし、活性化するインターフェロンαの合成もとどこおります。そして免疫細胞も細胞ですから、分裂し、生まれかわる新陳代謝にも悪い影響があります。すると、風邪をはじめ、ヘルペス、C型肝炎、エイズなどの様々なウイルスによる感染リスクが高まってしまうのです。新型コロナもウイルス感染で発症しますから、免疫力を高め、ウイルスの侵入をふせぐことが重要です。

◆亜鉛は新型コロナウイルスなどのRNAの複製を阻害します

第1章で述べたように、私たちの体は、約37兆個の細胞からできています。最初はたった1個の受精卵でしたが、どんどん細胞分裂して、臓器や骨の細胞が形作られ、さらに組織ができあがってからも、多くの細胞は分裂し、新陳代謝を行なうことでみずみずしい肌やつやのある髪の毛、その他目には見えない体内の組織が健康的に維持されています。

細胞は、形はいろいろですが、構成は基本的に同じです。細胞膜の中に、DNAが入っている核、エネルギー生産工場であるミトコンドリア、その他のパーツがセットになって入っています。

感染症の中で、結核や食中毒などをひきおこす細菌は、私たちのように細胞からできています。細胞分裂で増える生物です。しかし、新型コロナや風邪のウイルスは、細胞がありません。DNAやRNAなどの遺伝子情報をたんぱく質が包んでいるだけです。細胞分裂ができず自力では増えることができないので、宿主の細胞の中に入って、そのしくみやたんぱく質を利用して増殖します。自力で増えることができないので生物ではないとされています。

また、新型コロナウイルスはＲＮＡをもっています。亜鉛は、ＲＮＡを複製する酵素を阻害し、ＲＮＡウイルスの増殖をふせぐはたらきがあるため、新型コロナに有効だと考えられています。

このように、亜鉛は免疫力を高め、ＲＮＡウイルスの増殖をふせぐので、アメリカでは以前から、風邪やインフルエンザの初期に、大量の亜鉛をとる療法が行なわれていました。新型コロナウイルスでも、症状初期に大量の亜鉛を摂取することで、24時間以内に、症状が軽減したという症例報告があります。

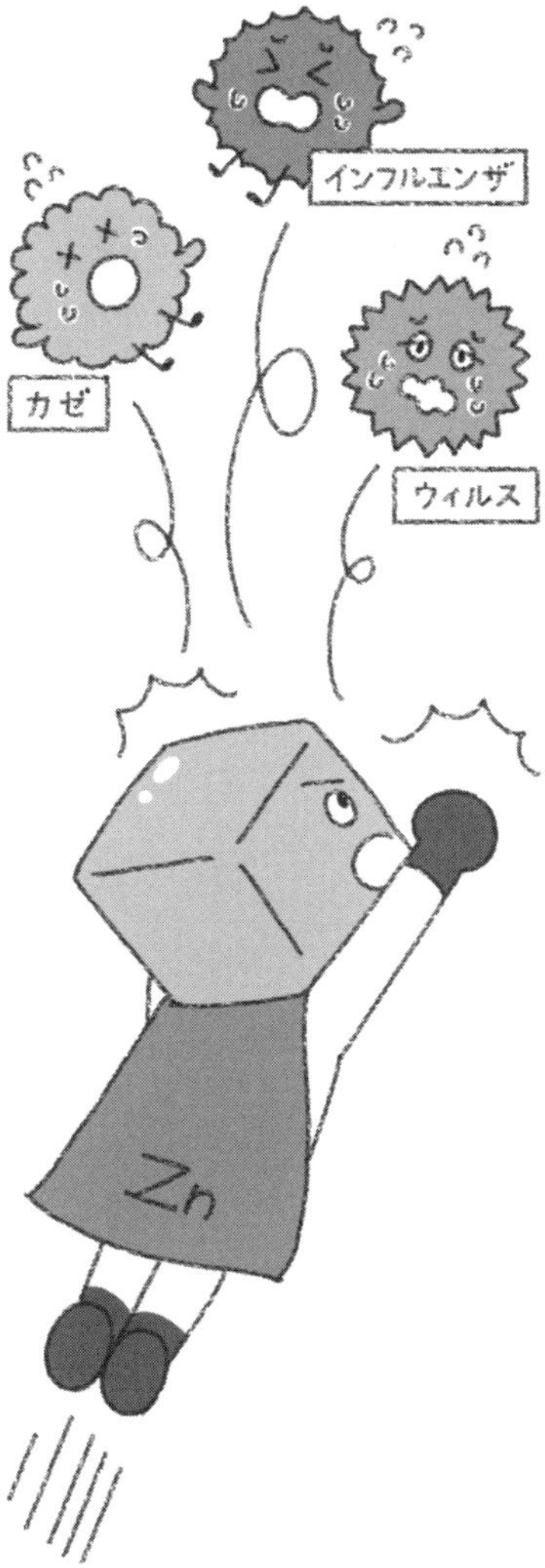

4 脳の神経細胞をつなぐ亜鉛は、認知症にも影響があります

◆亜鉛は神経細胞同士をつなぎます

「なんだか最近イライラするわ」と感じたら、亜鉛不足かもしれません。

〝イライラにはカルシウム〟とよくいわれますが、亜鉛も神経や脳、ホルモンのはたらきにかかわるため、不足するとイライラをひきおこします。カルシウムは体内にためておけるのですが、亜鉛はそれができないため、毎日摂取しなければなりません。

また、神経障害性疼痛《とうつう》という症状があります。体のあちこちに痛みがあり、調べてみても原因となる怪我や病気が見つかりませんが、血液検査をしてみると、亜鉛欠乏症であることがあります。このことからも亜鉛不足が、神経に悪影響を及ぼすことがわかります。

神経細胞と神経細胞の間にはすきまがあり、この間を神経伝達物質が流れることで信号を伝達しています。伝達物質の中でももっとも多いグルタミン酸の伝達と、亜鉛は深くかかわっています。グルタミン酸の伝達がうまくいかないと、統合失調症や自閉症がおこると考えられています。また、うつ病でも亜鉛が不足していることが知られており、研究が進んでいます。このように精神にも亜鉛はかかわっているのです。

◆海馬にも亜鉛が多く含まれています

脳に海馬という部位があります。タツノオトシゴのような形をしているので海馬と呼ばれるのですが、亜鉛が多く含まれているところです。

海馬は記憶、それも最近の記憶をつかさどっています。日常的な出来事や学習した知識は海馬に入り、やがて忘れさられますが、繰り返し入ってくる情報は、大脳皮質に伝達されます。海馬は最近の記憶をつかさどり、大脳皮質には昔の記憶が保存されているのです。

また、海馬はストレスに弱く、年齢に限らずストレスやショッキングな出来事に見舞われると、物覚えが悪い、記憶がとんでしまうということがおきます。しかし、これは回復しますので心配ありません。いっぽう認知症の多くには海馬の萎縮が見られますが、一度萎縮してしまった海馬は、今のところ戻すことはできないとされています。

かつては、海馬をはじめ脳の神経細胞は生まれたときにその数が決まっていて後は減るばかりであるとされていました。しかし1990年代になって、それは間違いで歳をとっても新しく生まれかわることがわかりました。特に海馬では細胞が活発に生まれかわっています。

◆認知症に亜鉛は深くかかわっています

最近は、海馬と亜鉛、認知症の関係が盛んに研究されています。

神経細胞から神経細胞へ情報を伝達していくグルタミン酸が放出されるときには、亜鉛も同時に放出され、次の細胞に吸収され、伝達を調整しています。海馬の神経が伝達するのは「記憶」ですから、物忘れやひいては認知症にも亜鉛は深くかかわっているのです。

また、アルツハイマー型認知症の脳では、アミロイドβという毒性の強いたんぱく質が斑点のように多く見られます。アミロイドβそのものは、若いうちからあるのですが、脳内のゴミとして短期間に分解されて排泄《はいせつ》されています。しかし歳をとると、このゴミが増えてきます。そこでこのアミロイドβをできにくくし、できてしまったものは分解し、排泄する方法が研究されており、そこに亜鉛もかかわっています。

ところで、アミロイドβが脳にたまっても症状が出ない人もいます。たとえば、アメリカの修道女シスター・メアリーが101歳で亡くなったあと、脳を調べるとアミロイドβがたくさん見つかりましたが、彼女は天寿をまっとうするまで認知症の症状はまったく見られなかったのです。

このように認知症はまだまだわからないことが多い病気です。しかし、神経間の伝達に亜鉛が使われることはわかっており、今後研究が進めば、認知症と亜鉛の関係がさらに解明されていくでしょう。

5 亜鉛由来の抗酸化物質で、健康寿命を延ばしましょう

◆何歳まで健康でいられるでしょうか

2022年発表の、日本人の平均寿命は男性81・47歳、女性87・57歳です（厚生労働省「令和3年簡易生命表の概況」）。コロナ禍により前年から男性でマイナス0・09歳、女性でマイナス0・14歳とわずかに短くなりましたが、男性は80年以上、女性は90年近くは生きると考えてよいでしょう。長生きなのは喜ばしいことですが、健康面を考えると、やや不安がよぎります。

健康寿命という言葉をご存じでしょうか。「健康上の問題で日常生活が制限されることなく生活できる期間」とされ、いくつまで健康でいられるかを数字にしたもので

▶平均寿命と健康寿命の差（2016年）

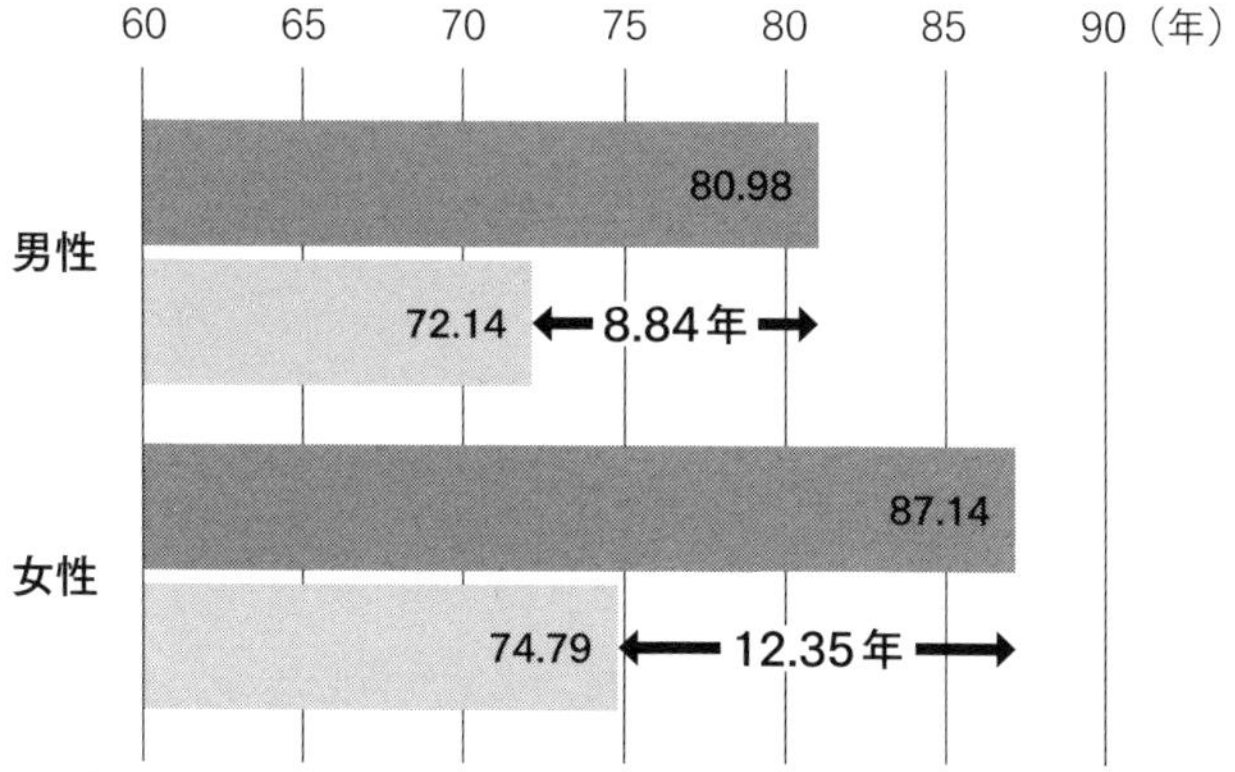

■ 平均寿命
■ 健康寿命（日常生活に制限のない期間の平均）
↔ 平均寿命と健康寿命の差（日常生活に制限のある「不健康な期間」）

「e-ヘルスネット」（厚生労働省）より

す。上図を見てください。２０１６年のデータですが、健康寿命は男性72・14歳、女性74・79歳です。平均寿命との差である、男性の8・84年間、女性の12・35年間は、病気などで治療や介護を受けなければならない期間です。

　この期間を短くして、なるべく健康寿命と平均寿命の長さが同じになるようにできれば、本当に幸福な長寿時代が実現したといえるのではないでしょうか。

健康と病気の間、フレイル状態

健康と病気の間にフレイルという状態があることをご存じでしょうか。加齢によって心身がおとろえた状態です。英語ではFrailty（フレイリティ）といいますが、「虚弱」「老衰」「脆弱《ぜいじゃく》」を意味します。日本では、この状態になってしまっても健康に戻ることができるという意味を強調するために、あえてフレイルという言葉を使うことにしました。

高齢になれば、誰でも体が疲れやすくなり、動くのが面倒だと感じるようになるものです。体力もおちてきます。ましてや仕事を引退すれば、特に外出しなくてもすみます。だんだんと活動量が減って、いつのまにかフレイル状態におちいってしまうのです。具体的には次のような状態です。

①体重減少：ダイエットをしたわけでもないのに、年間4・5kgあるいは5％以上、体重が減った
②疲れやすい：何をするのも面倒だと、週に3、4日以上感じる
③歩くスピードが遅くなった
④握力がおちた

⑤動かない

3項目以上に思いあたることがあれば、フレイル状態である可能性が高いです。

フレイル状態から健康に戻ることもできますが、一歩間違えば反対に不自由な不健康状態に簡単におちいってしまう危険性があります。たとえば、健康な人であれば風邪をひいても2、3日で回復しますが、フレイルの人であれば肺炎にまで悪化してしまいます。また、体がなまっているために転びやすく、転ぶと骨がもろくなっているため骨折をしやすくなっています。そして骨折すると入院ということになりますが、入院という環境変化に対応できずに、一時的に自分がどこにいるのかわからなくなったり感情のコントロールができなくなったりもします。

亜鉛が不足しないように栄養バランスのよい食事を美味しくとることは、フレイルにおちいらず、健康寿命を延ばすためにも有効です。付け加えますと、骨粗しょう症の患者さんは、体内の亜鉛量が少ないことがわかっています。転ばぬ先の杖ならぬ、転ばぬ先の亜鉛で、健康で幸せな毎日を送りたいものです。

◆抗酸化酵素で健康を取り戻しましょう

亜鉛は、抗酸化酵素「スーパーオキシドジスムターゼ（SOD）」を活性化させます。これは、酸化を抑えるSODがはたらくためには亜鉛が必要だということです。酸化は簡単にいうと体内の錆《さび》であり、老化の大きな原因です。しかし、錆の原因となる活性酸素はもともと体内に必要なものであり、なくなったらなくなったでそれは困るのです。

私たちは息を吸って酸素を体内に取り込んでいますが、そのうち数パーセントが活性酸素になります。活性酸素は酸化させる力が強く、免疫細胞では敵をやっつける武器として使っています。また、そのパワーは細胞間の伝達や排卵・受精、細胞の生まれかわりなどにも利用されています。しかし、多くなりすぎると、細胞を錆びさせ、傷つけることで、老化や生活習慣病の原因になります。

そこで、体内では、多すぎる活性酸素を阻害するために、抗酸化酵素が準備されています。その代表的なひとつがSODなのです。また、体外から取り入れるビタミンC、ビタミンE、カテキン類なども抗酸化物質です。

体内では、活性酸素が増えすぎないように減りすぎないように、絶妙なバランスがはかられているのですが、紫外線、放射線、大気汚染、たばこ、薬剤ならびに酸化された物質の摂取などにより増えすぎてしまうのです。過度な運動やストレスもよくありません。

とはいっても、生きていれば外出もしますし、人と会えばストレスも生まれます。歳をとれば、体内に活性酸素が増えるのも当然だといえます。そこで、体内での抗酸化物質の合成をうながす亜鉛や、抗酸化物質となるビタミンC、ビタミンE、カテキン類を体外から取り入れることが重要になります。

適度な運動、十分な睡眠、そして亜鉛が不足しないバランスのとれた食事を心がけることが、フレイルにおちいらず若々しく健康的に生活を送る秘訣《ひけつ》です。

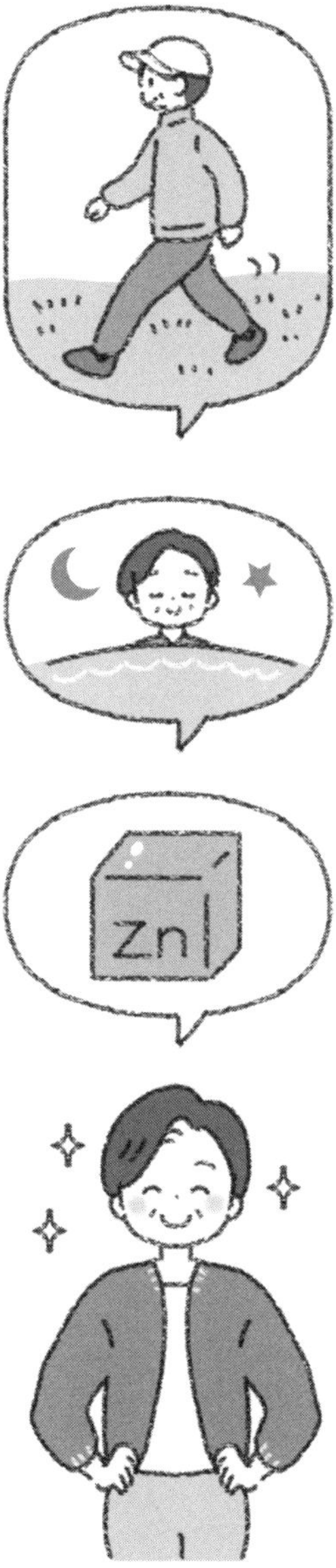

6 亜鉛で肝臓をサポートしましょう

◆肝臓の不具合で亜鉛が欠乏し、それがさらに肝臓を悪くします

肝臓が悪いと亜鉛が欠乏することがよく知られています。

亜鉛は、肝臓で作られるアルブミンというたんぱく質にくっついて血液中を運ばれ、全身の細胞や臓器に届けられますが、肝臓疾患ではアルブミンが減るため代わりにアミノ酸にくっつき、それは尿から排出されてしまうからです。また、肝臓疾患による食欲不振によって食事量が減ると、さらに亜鉛が欠乏してしまいます。するとと肝臓内で、たんぱく質を作ったり酸化をふせぐ酵素に必要な亜鉛が欠乏したりして、さらに病気が悪化するという悪循環におちいってしまいます。

◆亜鉛は肝臓を守ります

肝臓は、口から入り、食道、胃、腸を通過しながら小さく消化され、吸収された栄養素を、体内で使いやすい形にし、貯蔵し、必要に応じて血液を通して全身に送りだしています。たとえば、エネルギーになる糖質は、グリコーゲンに変えて肝臓内にためておき、血液中の糖が減ると再び糖に変えて血液中に放出します。

毒性物質が入ってしまったときは、肝臓が解毒をして、尿や胆汁に排泄します。毒ではありませんが、アルコールを分解するのも肝臓です。また、腸内では細菌がたんぱく質を分解するときに有害なアンモニアが発生しますが、これを分解するのも肝臓です。

さらに、体内で発生する老廃物を排泄したり、使えるものはリサイクルもしています。たとえば古くなった赤血球は肝臓で壊され、胆汁に変えて十二指腸に出されます。胆汁は脂肪を消化するために使われます。

このように様々なはたらきをする肝臓は、体重の50分の1、約1・2kgもある大きな臓器で、右上腹部に位置しています。

肝臓を悪くするというとアルコール性肝障害を思い浮かべますが、それ以外にもウイルス性肝炎、脂肪がたまりすぎる脂肪肝などがあります。お酒を飲まなくても肝臓を悪くする人が多いのです。これらの肝臓におこった炎症をほうっておくと、細胞が線維化をおこし、肝硬変に進展し、さらに肝がんを発症することもあります。

肝疾患では、亜鉛欠乏が見られることは先に述べましたが、亜鉛を服用することで肝臓の状態が改善した例が報告されています。

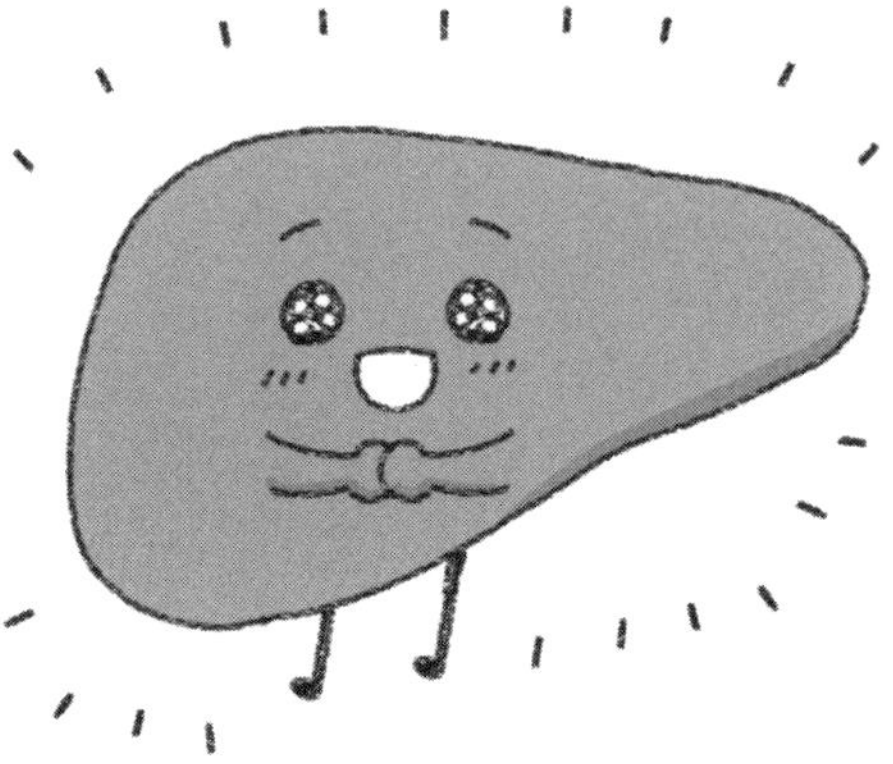

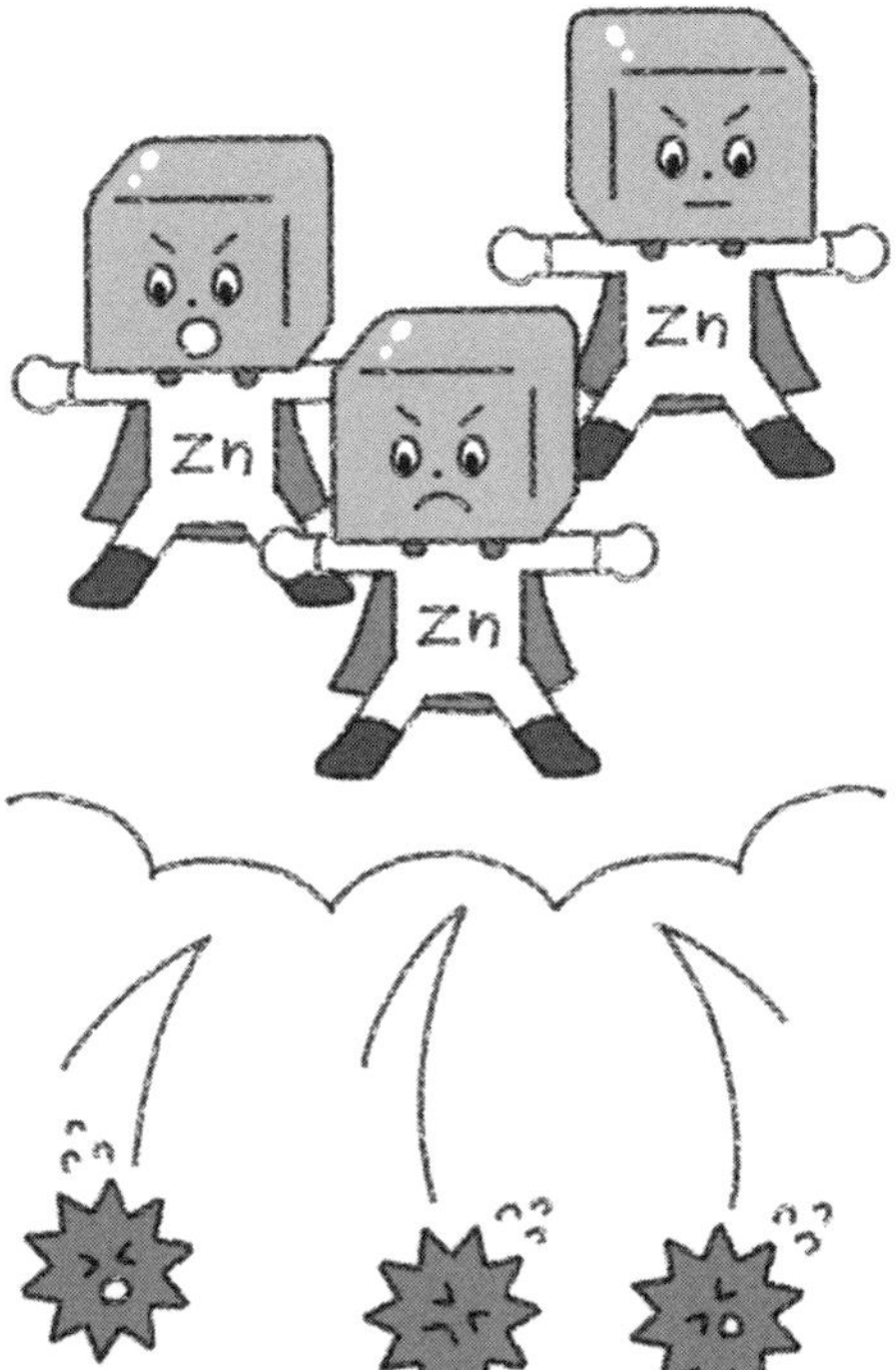

7 亜鉛でインスリンをサポートしましょう

◆亜鉛はインスリンの合成に必要です

亜鉛が必要となるホルモンのひとつにインスリンがあります。

インスリンは、膵臓のβ細胞から分泌され、血管の中、血液中を流れています。肝臓から放出された糖がくると細胞のドアの鍵をあけて糖を細胞内に入れます。糖は細胞内でエネルギーとして使われます。インスリンは鍵のようなはたらきをしているのです。

そこでインスリンの分泌量が少ないと、糖は細胞内に入ることができず、血管の中にあふれてしまいます。これが糖尿病です。あるいはインスリン量は十分あっても肥満によってドアのたてつけが悪くなるとインスリンが十分にはたらけなくなることもあります。インスリンが効果を発揮できない状態をインスリン抵抗性と呼びます。

血糖値が気になる人には強い味方になります

糖尿病は、血管の中に糖が増えすぎて、血管をむしばむ病気です。当初は無自覚ですが、やがて小さな血管の障害である網膜症・腎症・神経障害がおこり、さらに大きな血管が硬くなる動脈硬化もおこり、心臓病や脳卒中のリスクが高まります。

そこで糖尿病の予防には、インスリンが十分に分泌され、インスリン抵抗性がおきないように太りすぎないことが大切です。

糖尿病の患者さんでは、膵臓の亜鉛量が減少していることが昔から知られていました。亜鉛は、β細胞でのインスリン合成に必要です。また、血管が傷むのを抑える抗酸化酵素にも必要です。さらに亜鉛が不足すると、肝臓でインスリンが分解されてしまうこともわかってきました。

亜鉛をとると血糖値が下がることがわかっており、糖尿病が気になる方には亜鉛は大きな味方となります。

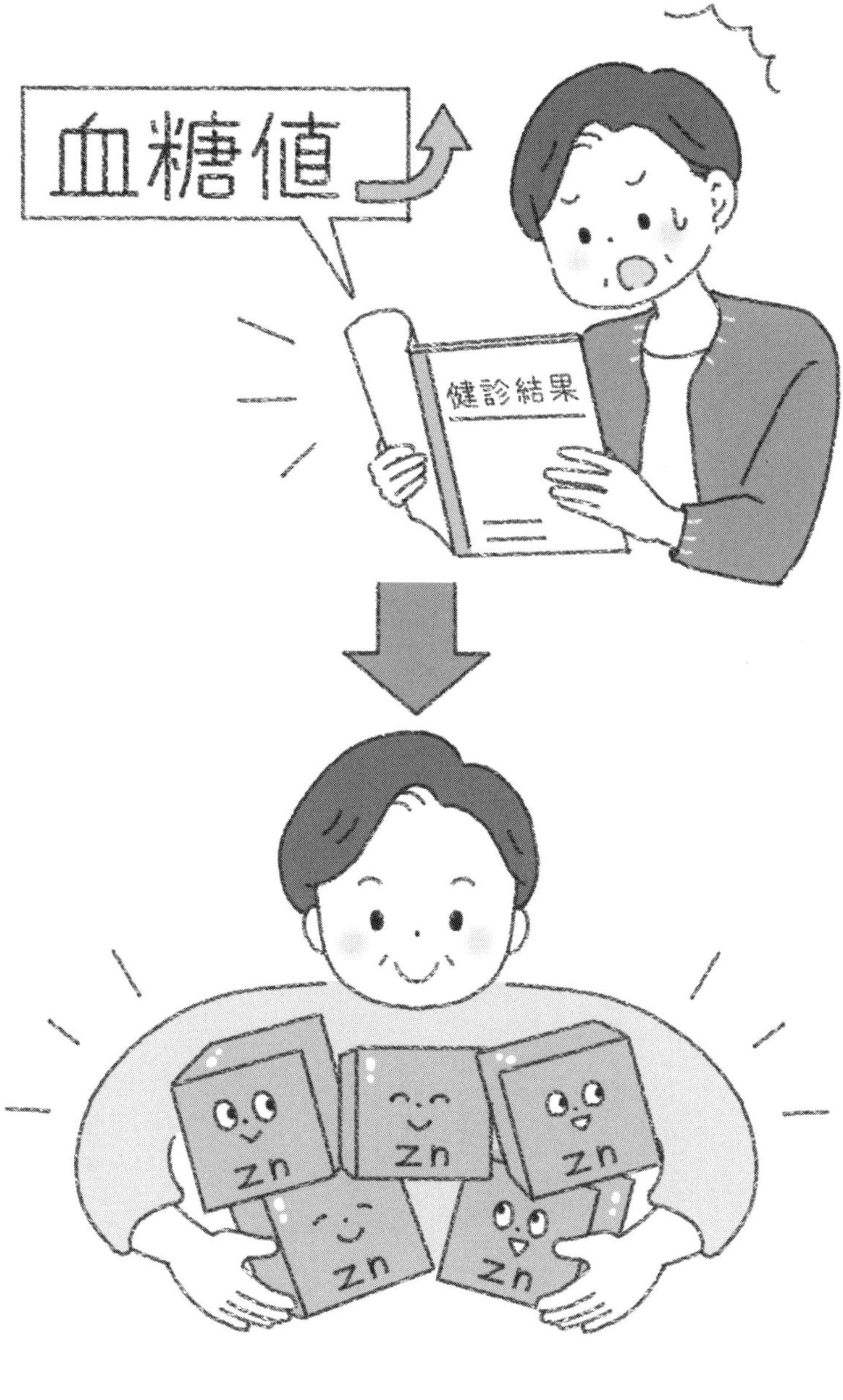
血糖値
健診結果
Zn
Zn
Zn
Zn
Zn

8 目のアンチエイジングにも亜鉛が効きます

◆老眼から始まる目の老化をふせぎます

「字が見えにくい。いよいよ老眼かしら」

目は、体の中でも比較的早く老化に気づく人が多い器官です。そして亜鉛が比較的多く含まれているところでもあります。

老眼は目のレンズ（水晶体）のピントを合わせる力が弱くなることからおこります。レンズは厚くなったり薄くなったりすることでピントを合わせていますが、この調整力が弱くなるのです。40歳をこえると始まり、70歳ぐらいまでは、進行するといわれていますので、眼鏡の度を少しずつ調整していくことが必要です。

白内障という病名もよく聞くようになりますが、これはレンズが白く濁ってくることで、かすんで見えたり、光が強いところではまぶしくて見えにくくなったりします。進行すると人工のレンズに取り替える手術をします。レンズが濁る原因としては、酸化ストレスがあげられます。

酸化ストレスとは、適量以上に活性酸素が増えすぎてしまう状態のことです。亜鉛は、活性酸素を無毒化する抗酸化酵素のはたらきに必要なため（64ページ）、白内障の予防も期待されます。

◆緑内障は視神経に障害がおこります

次ページの目のしくみ図を見てください。

角膜そしてレンズから入った光は目の奥にある網膜に像をむすびます。網膜は、フィルムカメラのフイルムにあたります。デジタルカメラならイメージセンサーという半導体です。網膜の像は信号として視神経から脳に送られ、脳では左右の目のデータやこれまでの記憶データを総合して立体感のある映像を描きだします。これを私たちが「見ている」のです。

▶目のしくみ

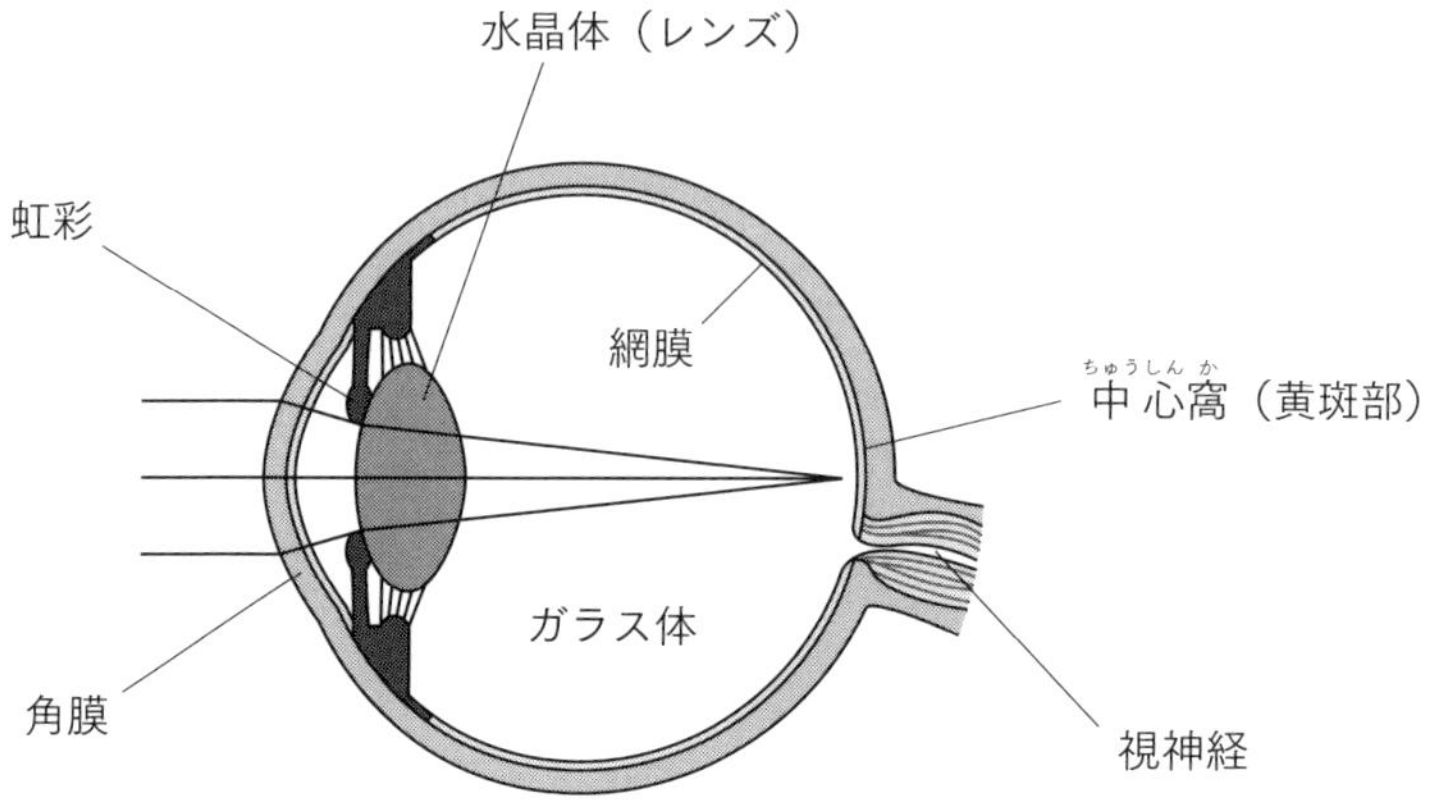

ものを見るときに、何に視点を合わせて、どのように眼球を動かすのかも脳から指令されています。

脳にデータを送る、脳からの指令を受けるというのは、神経細胞を情報が伝わっていくということですので、伝達を調整している亜鉛が重要なのです。

緑内障は、視神経に障害がおこって、視野が狭くなります。神経の障害は酸化ストレスが大きな要因です。亜鉛は、神経伝達と抗酸化に必要なミネラルですから緑内障の予防も期待されます。

◆亜鉛は加齢黄斑変性の進行を抑えます

網膜の光を感じる細胞には、ビタミンAが必要ですが、肝臓から血液を通じて網膜までビタミンAを運搬するためには亜鉛が必要です。また、亜鉛はビタミンAが実際に網膜細胞ではたらく際にも必要になります。ヒトは明るいところから急に暗いところに移ると、真っ暗闇に見えますが、だんだんと目が慣れてそれなりに見えるようになります。しかし、目が慣れない症状（夜盲症《やもうしょう》）があり、ビタミンAだけでなく亜鉛の不足も、夜盲症につながる可能性があります。

加齢黄斑《おうはん》変性は、網膜の中心にある黄斑という部分が年齢を重ねるにつれてダメージを受け、変化してしまい、視力が低下します。ものがゆがんで見えたり、視野の中心が暗く見えたり欠けたりします。緑内障と同様、進行すると失明の恐れがあります。アメリカの大規模な研究では、初期の患者さんに亜鉛を投与することで、加齢黄斑変性の進行を抑えることがわかりました。

アンチエイジングミネラルとも呼ばれる亜鉛は、目の老化にも強い味方なのです。

9 更年期をすぎたら、テストステロンで元気になりましょう

◆更年期後は37年もあります

女性の平均寿命は、約87歳。更年期を迎え、閉経するのが平均50歳ですから、それから37年ほどを過ごすことになります。

思春期の頃から分泌量が増えていた女性ホルモンの「エストロゲン」は、40歳をすぎた頃から卵巣のおとろえによって分泌量が減っていきます。ホルモンをコントロールしているのは脳の視床下部→脳下垂体というルートです。脳では、エストロゲンが少なくなってきたことをチェックして、卵巣にもっと分泌するように指令をだします。脳からの指令は卵巣を刺激するホルモンで伝えられます。しかし卵巣からのエストロゲンはもう増えないので、脳は何度も過剰に指令ホルモンをだします。これが同

じ視床下部にある自律神経に影響して、自律神経失調症のような症状が出てしまいます。ホットフラッシュ、手足の冷え、しびれ、動悸《どうき》、腰痛、肩こりの他に、精神的にもイライラしたり、気分が落ち込んだり、不眠や頭痛、めまいなど、個人差はありますが、様々な症状が出てくることが多いのです。これを更年期障害と呼びます。

閉経を迎え、卵巣の機能がとまり、月経がなくなる前後5年、合わせて10年ぐらいが更年期です。症状の種類や重さは人それぞれですが、体が慣れればやがておさまります。つらい場合は、ホルモンを補充して、エストロゲンの減少をおだやかにすることで症状を緩和します。

「テストステロン」で元気ハツラツ

更年期後は、卵巣からのエストロゲンの分泌はとまりますが、代わりに男性ホルモンをエストロゲンに変えるのでエストロゲンはゼロにはなりません。また、副腎皮質や脳の海馬でも引き続き分泌されます。

「男性ホルモンが、女性の体内にもあるのですか?」と驚く方もいますが、女性の体内にも男性ホルモンはありますし、男性の体内にも女性ホルモンはあります。そして更年期後の女性を元気にするのは、男性ホルモンだといえます。

男性ホルモン「テストステロン」は、男性では主に精巣で作られますが、女性は卵巣や副腎皮質、脳の海馬、そして脂肪でも作っています。

テストステロンが多い女性は、冒険心をもちリスクをとる、チームをまとめる、現実的に目標を定め強い意志で達成しようとする、むやみに争わないなどの「ハンサム」な行動をとります。就活中の女子学生を調べたところ、テストステロンが多い学生は、リスクが高くてもリターンが大きい仕事を選ぶ傾向があったそうです。

更年期後は、卵巣からの分泌はなくなりますが、他からの分泌はなくなることはなくテストステロンの量がむしろ増える女性もいます。更年期後、グループで旅行に出かけたり、「推し活」に夢中になったり、ボランティアに積極的にかかわる生き生きとした女性が増えるのは、テストステロンの量が増えているからかもしれません。

脳の海馬でもテストステロンが作られています

脳の短期記憶をつかさどる海馬に亜鉛が多く含まれることは57ページで説明しまし

たが、海馬ではテストステロンなどの性ホルモン（女性ホルモンを含む）も作られています。これは、記憶のしくみにテストステロンなどの性ホルモンがかかわっているからだと思われ、研究が進んでいます。

東京大学老年病科の研究では、テストステロンになる物質を高齢の認知症の女性に投与したところ、認知機能の低下をふせぐことができました。

亜鉛不足はテストステロンの低下をまねくことがわかっています。また、次ページから説明するように男性にも更年期があり、テストステロンを増やすことが症状を緩和します。亜鉛が不足しないバランスのよい食事でハツラツ家族を目指しましょう。

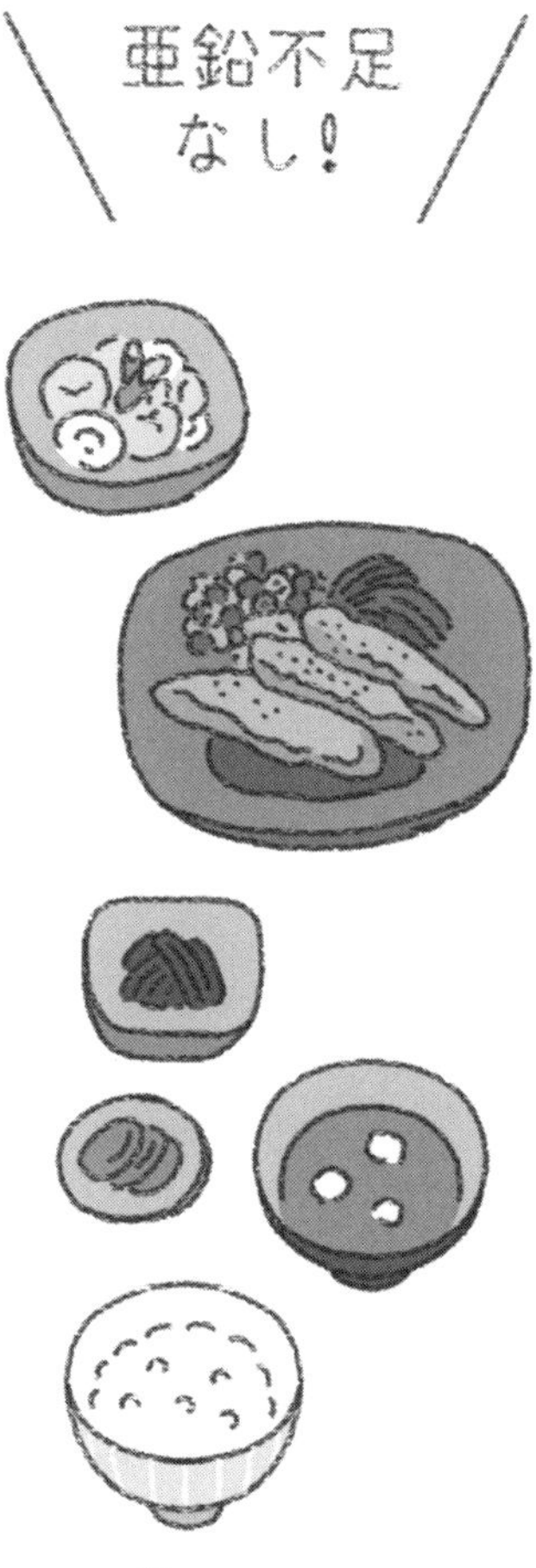

男性にも更年期があります

男性の更年期がクローズアップされています。

「男性にも更年期があるの？」と驚く方もいるかもしれません。まだまだ社会では知られていないため、男性更年期障害の症状が出ていても受診や治療をせずに、体調不良に悩んでいることが多いのです。

女性の更年期は女性ホルモン「エストロゲン」の急激な減少により体内の調和が乱れることが原因ですが、男性の場合は男性ホルモン「テストステロン」の減少が不調をまねきます。また、女性の閉経のようなはっきりした区切りがないため、30代でもおこりえますし、80歳になってもまったく元気な方もいます。また、対処しなければ終わりもありません。

男性更年期は、正式名称は「加齢男性性腺機能低下症候群」(Late Onset Hypogonadism)であり、ＬＯＨ症候群と呼ばれます。

症状としては、関節や筋肉が痛む、疲れやすい、発汗やほてり、肥満、頻尿、ＥＤ(勃起不全)などがあります。また、精神面ではイライラ、不安、うつ、好奇心のおとろえ、集中力・記憶力の低下などが見られます。

仕事でやる気が出ない、ミスが多くなった、イライラする、などの症状があれば、LOH症候群かもしれません。また、加齢だからとあきらめている方もいるかもしれませんが、70代で子どもを授かる人もいます。

私のクリニックの患者さんにも、「どうもここのところ、やる気が出ない。だるいのです」というので、検査をしたところテストステロンの数値が低く、注射で補充をすると元気になった方がおられます。

◆爽やかで元気な自分を取り戻しましょう

テストステロンは、生殖機能の他にも、筋肉と骨を強くする、血管をなめらかにして動脈硬化を予防する、骨髄で赤血球を作る作用をうながす、アレルギーなど自己免疫の炎症を抑える、などの作用があります。糖尿病やメタボリックシンドロームで見られる小規模で慢性的な炎症も抑えます。

男性ホルモン、あるいはテストステロンから、猛々《たけだけ》しい暴力的なイメージを受ける人が多いようですが、それは誤解です。テストステロンの分泌量が多い人は、ハツラツとしている、目標を定め達成する、現実主義、むやみに争わない、緻密である、力仕事以外の仕事をしたいと思っている、社会貢献に喜びを感じる、うそをつかず公平である、などの特徴があります。

反対に、LOH症候群になると、ハツラツさが失われ、やる気がない、不誠実、ずるい、不親切、内向きになります。

また、テストステロンは脳の海馬でも分泌され、記憶や認知にもかかわっています。

LOH症候群は、女性の更年期と異なり、30代、40代でもおこりえます。過労、人間関係、退職によって人間関係が希薄になる、などのストレスが引き金になることも多いようです。

テストステロンの合成にはなんといっても亜鉛です。また、亜鉛が不足しないようなバランスのよい食生活を送れば、たんぱく質と多すぎない糖質など、テストステロンの合成をうながす他の食品もとることができます。

さらに、適度な運動と、質のよい睡眠もテストステロンを増やします。

人生80年。50歳や60歳でしょんぼりしてはいられません。テストステロンで爽やかで元気な自分を取り戻しましょう。

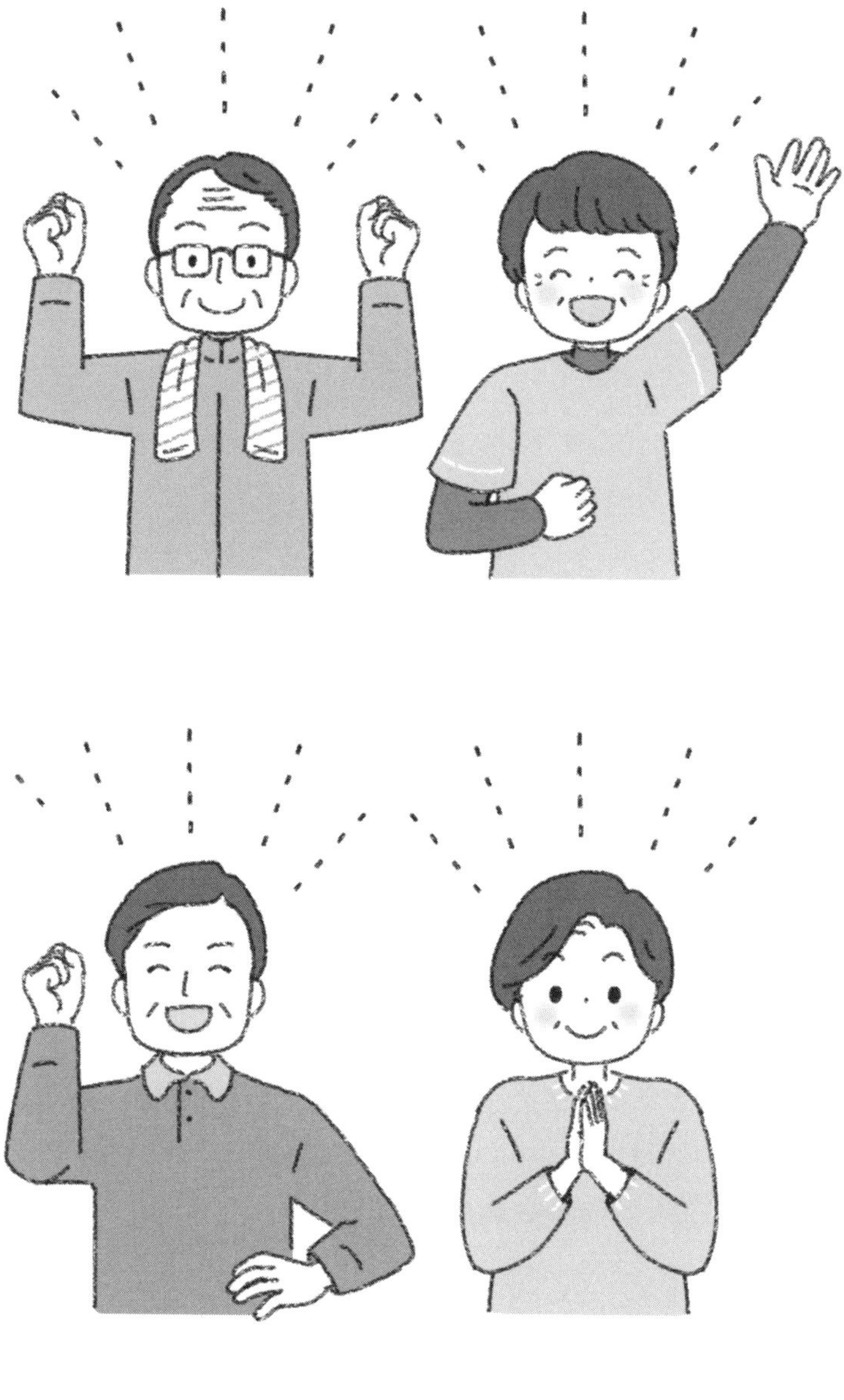

Column 2

子どもの精神面にも欠かせない亜鉛

成長期の子どもにとってバランスのよい食事が大切であることはいうまでもありません。

神経細胞間の情報伝達にもかかわる亜鉛が不足すると、情緒やメンタルにも悪影響があります。うつ病になりやすいという研究もあります。また、反抗期の子どもがイライラする原因のひとつにもなりえます。

アメリカで、1980年代に青少年の更生施設で食事と反社会行動の関係を調べる研究が行なわれました。それまで与えられていたソフトドリンクをフルーツジュースに、キャンディーやジャンク・フードを果物《くだもの》や野菜、ナッツ、ポップコーンに、朝食の甘いシリアルを糖質の少ないものに変更したところ、少年たちの反社会的行動を減少させることができたとされています。

日本でも、少年院に入ってしまった少年たちに、入所前の食事について聞き取り調査をすると、栄養バランスが悪い傾向がある、という研究があります。それによると朝食は食べず、昼食は、給食を食べない場合はカップめん、甘い菓子、ハンバーガー。間食は、清涼飲料水、炭酸飲料、アイスクリーム、大量のスナック菓子。夕食はハンバーグや焼き肉。野菜はほとんど食べません。明らかに糖質のとりすぎで、亜鉛をはじめミネラルはほとんどとれていませんでした。

亜鉛が自然にとれるバランスのよい食事をしていれば、キレる少年少女にはなりにくい、といえるのかもしれません。

第3章

亜鉛を上手に食べましょう

1

亜鉛を多く含む食材は、いろいろあります

◆肉や魚介類に多く含まれます

亜鉛を多く含む食材には肉や魚介類などがあります。胚芽米ごはんやライ麦パンなど、主食としてもとることができます。

左図を参考に、日々の食事に取り入れましょう。

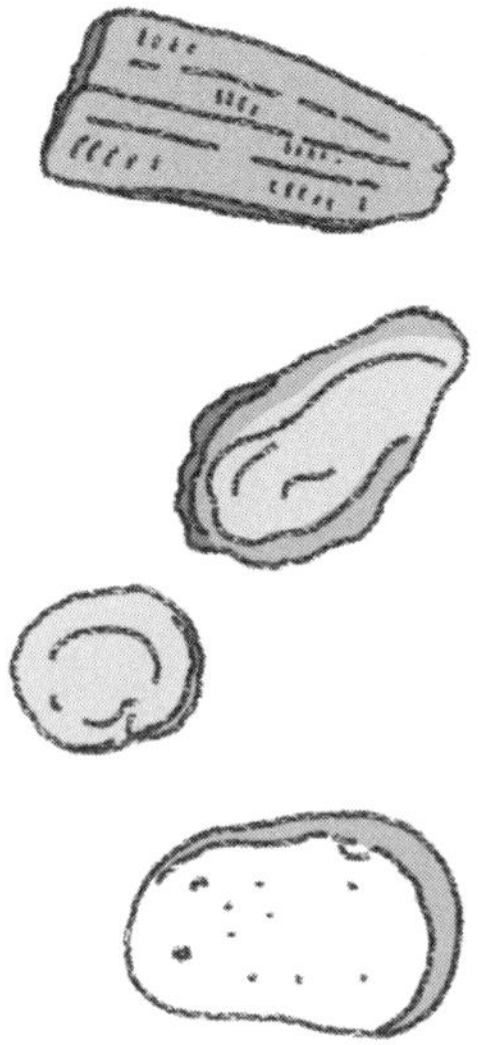

▶亜鉛を多く含む食品

食品名	100g中(mg)	1回重量(g)	亜鉛(mg)
かき	14.0	80	11.2
豚レバー	6.9	70	4.8
牛ひき肉	5.2	70	3.6
牛もも肉（脂身つき）	4.5	70	3.2
うなぎのかば焼き	2.7	100	2.7
牛レバー	3.8	70	2.7
牛リブロース肉（脂身つき）	3.7	70	2.6
かつおの塩辛	12.0	20	2.4
鶏レバー	3.3	70	2.3
ラムもも肉	3.1	70	2.2
牛サーロイン肉（脂身つき）	2.9	70	2.0
ほたて貝	2.7	70	1.9
ビーフジャーキー	8.8	20	1.8
牛コンビーフ缶	4.1	40	1.6
豚ヒレ肉	2.2	70	1.5
ずわいがに缶詰	4.7	30	1.4
わかさぎ	2.0	70	1.4
スパゲッティ（ゆで）	0.7	200	1.4
たらばがに（ゆで）	4.2	30	1.3
玄米ごはん	0.8	150	1.2
鶏もも肉	1.6	70	1.1
豚ロース肉（脂身つき）	1.6	70	1.1
ゆでたこ	1.8	60	1.1
カシューナッツ	5.4	20	1.1
ほや	5.3	20	1.1
ほたて貝柱	1.5	70	1.1
するめいか	1.5	70	1.1
いわしの油漬け（缶）	2.1	50	1.1
胚芽米ごはん	0.7	150	1.1
ライ麦パン	1.3	80	1.0
きびなご	1.9	50	1.0
ずわいがに（ゆで）	3.1	30	0.9
たらこ	3.1	30	0.9

「日本食品標準成分表2020年版（八訂）」準拠

2 女性8mg、男性11mgの亜鉛を毎日とりましょう

◆亜鉛は美味しいおかずに多く含まれています

「日本人の食事摂取基準」（2020年度版）によると、15歳以上の女性は一日8mgの亜鉛をとることが推奨されています。男性は20歳以上で11mgです（32ページ）。

といっても、何を食べたらよいのかイメージしにくいでしょう。

前ページの「亜鉛を多く含む食品」を見てください。圧倒的に含有量が多いのが、かきです。むきみのかきが1個15gほどですので、5〜6個食べれば80gになり、亜鉛11・2mgをとることができます。以下、レバーやうなぎ、肉や魚介類と、おかずになるたんぱく質がならびます。美味《おい》しいものが多いのが特徴ですが、かきやレバーなどは好みが分かれる食材です。苦手なものを無理をして食べることはありませんが、

第4章にレシピを紹介していますので挑戦してみると、美味しくいただけるのではないでしょうか。

◆バランスのよい食事なら自然に亜鉛はとれます

亜鉛は体に大切ですが、食事では亜鉛だけをとればいいというわけではありません。第1章で説明したように、体には、炭水化物、脂質、たんぱく質、ビタミン、ミネラルの五大栄養素（30ページ）が必要であり、これらをバランスよくとらなければならないのです。

女性の亜鉛推奨量8㎎は、0・008gです。亜鉛のような微量ミネラルは、バランスのよい食事をとっていれば自然と摂取できるものです。特定の食材しか食べないという極端なダイエットや、菓子パンやカップめんばかり食べているといった極端な偏食があれば、亜鉛だけでなく他の栄養も不足してしまいます。

亜鉛が自然にとれるバランスのよい食事については、次項（93ページ）で詳しく説明します。

亜鉛の吸収を阻害するものもある

亜鉛は、体内では合成できないので、毎日の食事からとらなければなりません。胃ではほとんど吸収されず、十二指腸など小腸から体内に取り込まれます。このとき、フィチン酸があると亜鉛の吸収がさまたげられます。

フィチン酸は、種子、米ぬか、小麦などの穀類、豆類などに含まれていますが、食べてはいけないということはありません。ナッツや玄米ごはん、スパゲッティにはむしろ亜鉛が多く含まれていますので、やはり毎日の食事の中で他の食材といっしょにバランスよくとることが好ましいのです。

同様に、カルシウム、食物繊維、コーヒー、オレンジジュースも亜鉛の吸収をさまたげるとされていますが、体にとって必要な成分が含まれていますので、とりすぎないようにします。

たとえばコーヒーは、人によってはカフェインが胃もたれや眠れなくなるなどの弊害をもたらすこともありますが、コーヒーに含まれるクロロゲン酸という物質が酸化を抑え、がんを予防することがわかっています。一日2～3杯のコーヒーは体によいのですが、かといって10杯も飲むことはカフェイン過多になるのでおすすめできません。なにごとも、過ぎたるは及ばざるが如しです。

亜鉛の摂取上限値もある

さて、腸から吸収された亜鉛は、まず肝臓に運ばれ、その後、全身の細胞に送られます。細胞内では、亜鉛が多すぎもせず少なすぎもしないように、コントロールしています。多くなりすぎたときは排出します。

このように多くの栄養素は、必要な量というものがあり、欠乏も困りますが過剰も好ましくありません。体には、過剰分は体外に排出するしくみがありますが、それでも多すぎる摂取は過剰症をまねくことがあります。

厚生労働省によると亜鉛のサプリメントを利用する場合、成人では一日40㎎が安全な上限です。ただし、医師が治療のために投与する場合は、これよりも多くなることもあります。

▶亜鉛の安全な上限値

亜鉛の安全な上限値	
ライフステージ	安全な上限値
生後6カ月	4㎎
幼児7～12カ月	5㎎
小児1～3歳	7㎎
小児4～8歳	12㎎
小児9～13歳	23㎎
10歳代14～18歳	34㎎
成人	40㎎

「eJIM」（厚生労働省）より

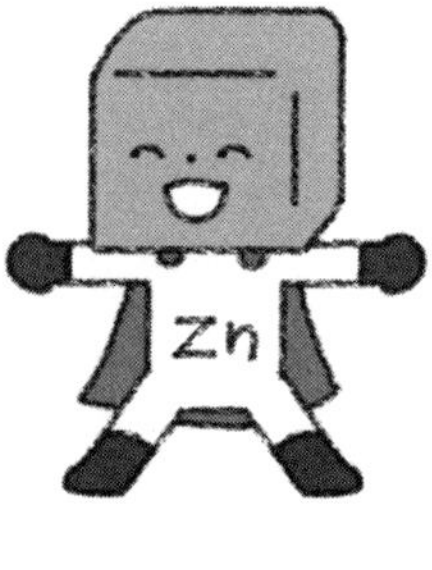

3 バランスのよい食事が、亜鉛がとれる食事です

◆亜鉛が不足するような食生活では他の栄養素も不足しています

貧血は女性に多く見られます。第2章でも説明したように、血液はさまざまな栄養素を細胞に運んでいます。酸素は、血液中の赤血球の中にあるヘモグロビンにくっついて運ばれます。そこで、赤血球やヘモグロビンが減少すると酸素不足がおこり、動《どう》悸《き》、息切れ、めまい、だるさ、冷え性などの症状がでます。これが貧血です。

貧血の原因で、もっとも多いのがヘモグロビンの材料になる鉄の不足で、鉄欠乏性貧血と呼ばれます。そして鉄欠乏性貧血の患者さんは、亜鉛も不足していることが多いといわれます。亜鉛は赤血球の健全な生まれかわりにもかかわっていますので、さらに貧血の症状が重くなってしまうこともあります。

このことからわかるのは、鉄が不足するような食生活をしていると、亜鉛も不足する、亜鉛が不足するような食生活をしていると鉄も不足する、ということです。

さらに、栄養全体のバランスが悪く、必須ミネラルやその他の栄養素にも不足が生じやすい食生活を送っているのかもしれません。

体に必要な栄養素がバランスよくとれる食事をとっていれば、亜鉛が不足することはありません。ただし、病気により亜鉛が欠乏している場合は、医師の指示に従ってください。

一汁三菜をイメージして

バランスのよい食事というと、なんだかこむずかしい感じがしますが、そんなことはありません。ごはんとおみそ汁とおかずがある普通の食事こそが、バランスがとれているのです。

一汁三菜という言葉があります。ごはんの他に汁ものと、おかずが主菜、副菜、副々菜の三菜で、夕飯の食卓はこういうスタイルだというご家庭も多いでしょう。このスタイルがとれていれば栄養のバランスがよい食事だといえます。

洋食であれば、パンとスープ、メインディッシュにたっぷりの付け合わせがあれば、このスタイルがとれますね。

▶一汁三菜

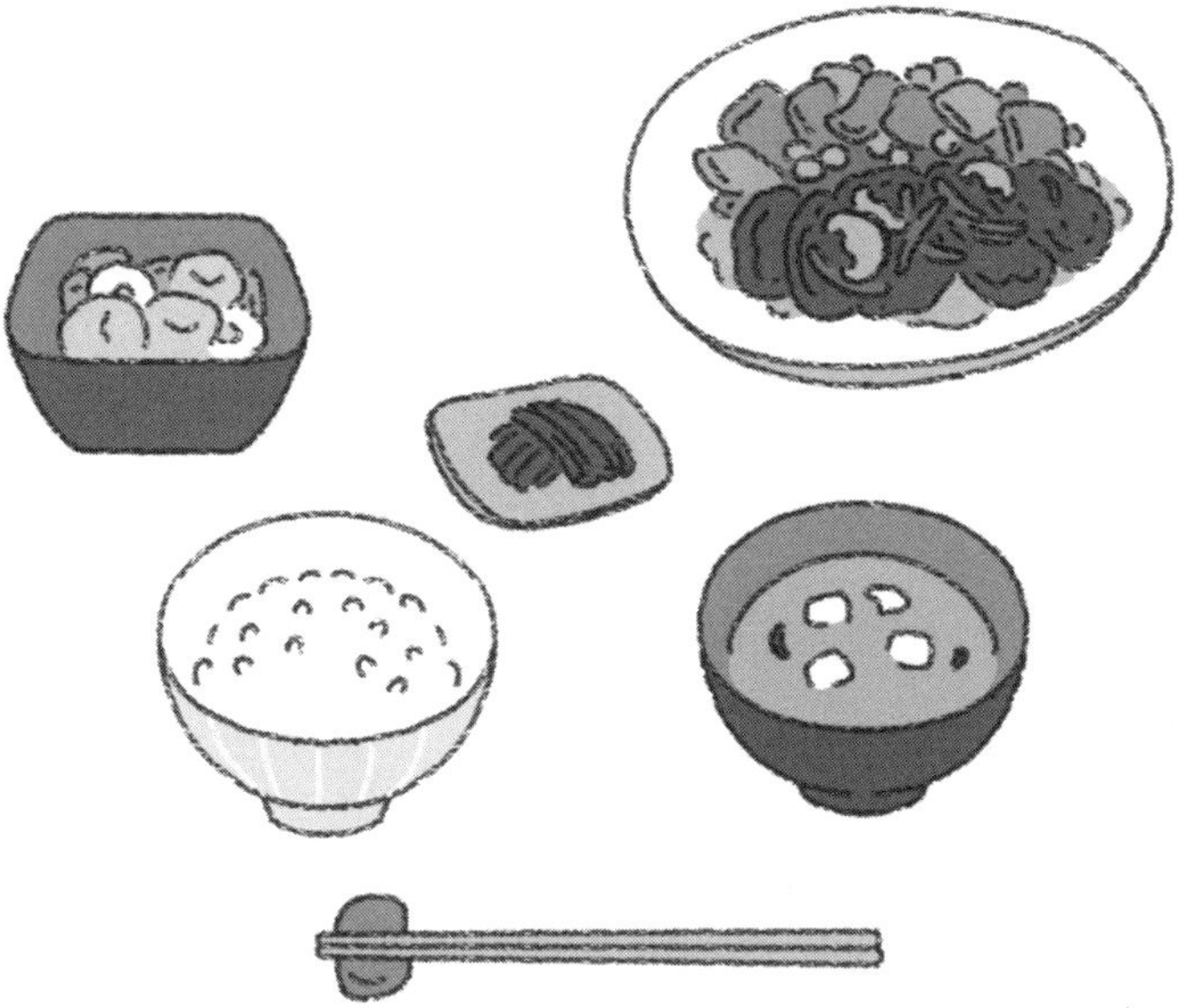

▶洋食

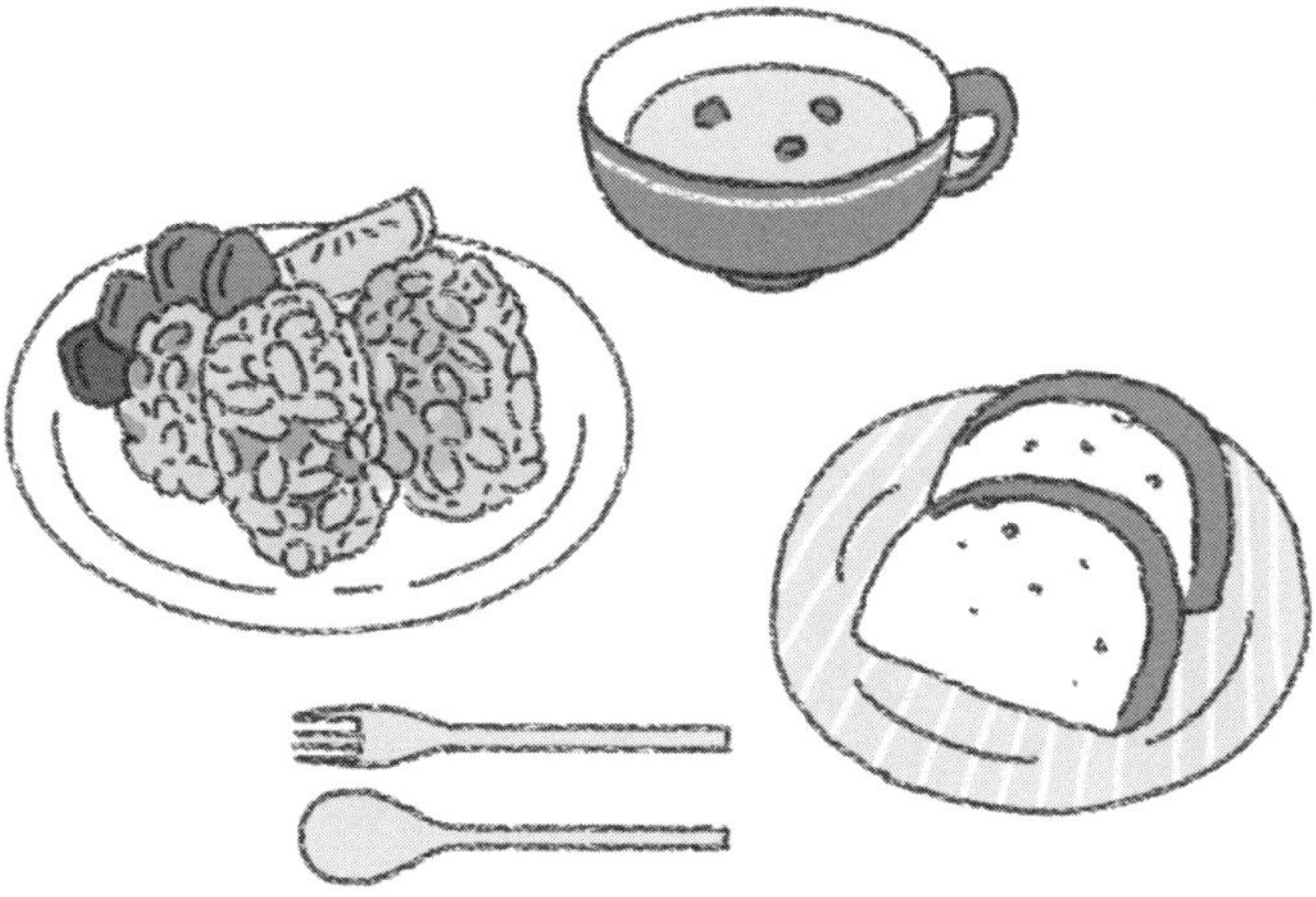

このイメージが頭の中にあれば、器の数が少なくても対応できます。たとえば、お昼にラーメンを食べるときも、肉と野菜たっぷりの炒《いた》めものをトッピングして、これに果物《くだもの》をつければ、一汁三菜になります。具の少ないチャーハンなら、中身を多くすることでバランスのとれた食事をとることができます。たとえば、ハムや卵、挽《ひ》き肉などのたんぱく質源とピーマン、長ねぎ、にんじん、たけのこなどのビタミン、ミネラルの多い野菜を加えることで、必然的に、一皿でも栄養素が充実した食事をとることができます。

このように、頭の中にいつも一汁三菜をイメージして、それに近づけるように食事をとればバランスのよい食事になります。

昼食などを外食でとる方も多いでしょう。その場合も、一汁二～三菜をイメージして、定食形式のメニューを注文したり、サイドオーダーを追加したりしましょう。

また、第4章では、亜鉛たっぷりの主菜などのレシピと、栄養バランスのよい献立例を紹介しています。ぜひ参考にしてください。

▶4つの栄養群

第1群

不足しがちな栄養素

乳・乳製品、卵

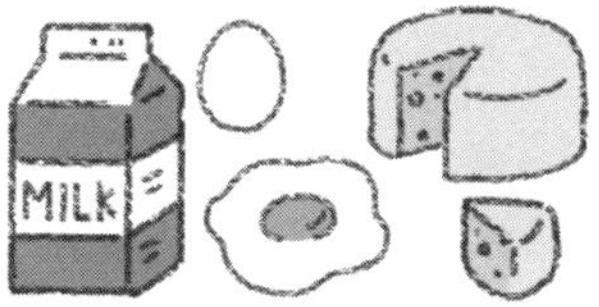

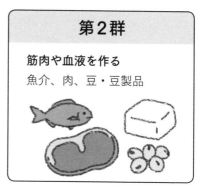

第2群

筋肉や血液を作る

魚介、肉、豆・豆製品

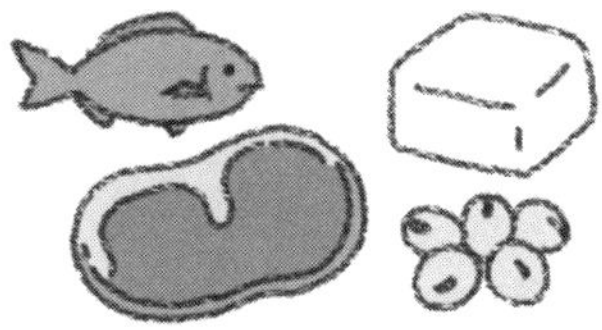

第3群

体の調子をよくする

野菜、芋《いも》、果物

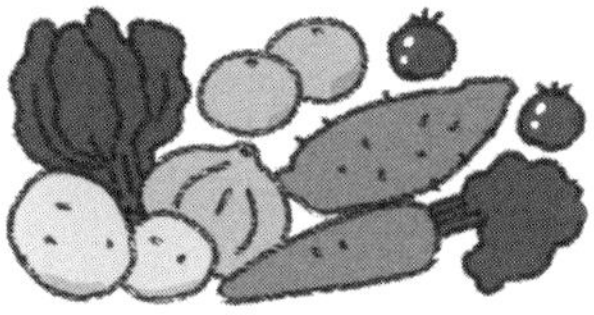

第4群

力や体温となる

穀物、砂糖、油脂

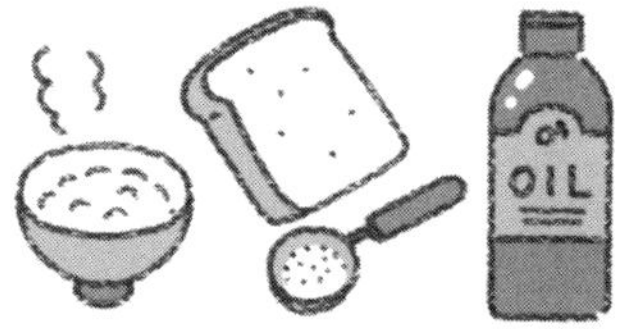

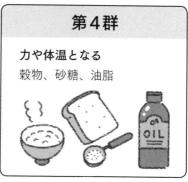

頭の中に4つの栄養群をイメージして

外食や出来合いのお弁当や総菜を利用することが多い方は、栄養のバランスをイメージする方法も便利です。

まず、栄養素を4つに分けた上図を見てください。これは、世の中にあまたある食品を栄養成分の似たもの同士で4つに分類したものです。

一日に、第1群、第2群、第3群、第4群を上手にとるようにすることでバランスのよい食事になります。

各群の内容を見ていきましょう。

第1群

乳・乳製品、卵で、良質なたんぱく質、カルシウム、ビタミンA・B_2などの重要栄養素がそろっています。

特に卵は、ビタミンCと食物繊維以外の栄養がすべて、もちろん亜鉛も含まれた優れた食品です。以前は、卵はコレステロールを含むから敬遠されていましたが、食品に含まれるコレステロール値は、血中のコレステロール値の上昇と直接関係がないことがわかり、現在はやかましく言われることはありません。

第2群

体の血となり肉となる良質のたんぱく質を含む食品で、魚介、肉、豆・豆製品のグループです。亜鉛の含有量が高い食品の多くはここに含まれます。

第3群

ビタミン、ミネラルの供給源です。外食では不足しがちなので、意識してとりましょう。海藻やきのこもここに入ります。

第4群

エネルギーとなる穀物、砂糖、油脂類です。お菓子やアルコールもここに含まれます。スパゲッティや玄米ごはん、胚芽米ごはん、ライ麦パンは比較的亜鉛が多く含まれています。

以上の第1～4群の食品を、一日の中で上手に組み合わせてとります。

体重を減らそうとダイエットする場合は、第4群の食品を減らし、第1～3群をしっかりとるようにします。こうすると、栄養バランスを崩すことなく減量することができます。亜鉛欠乏におちいることもありません。

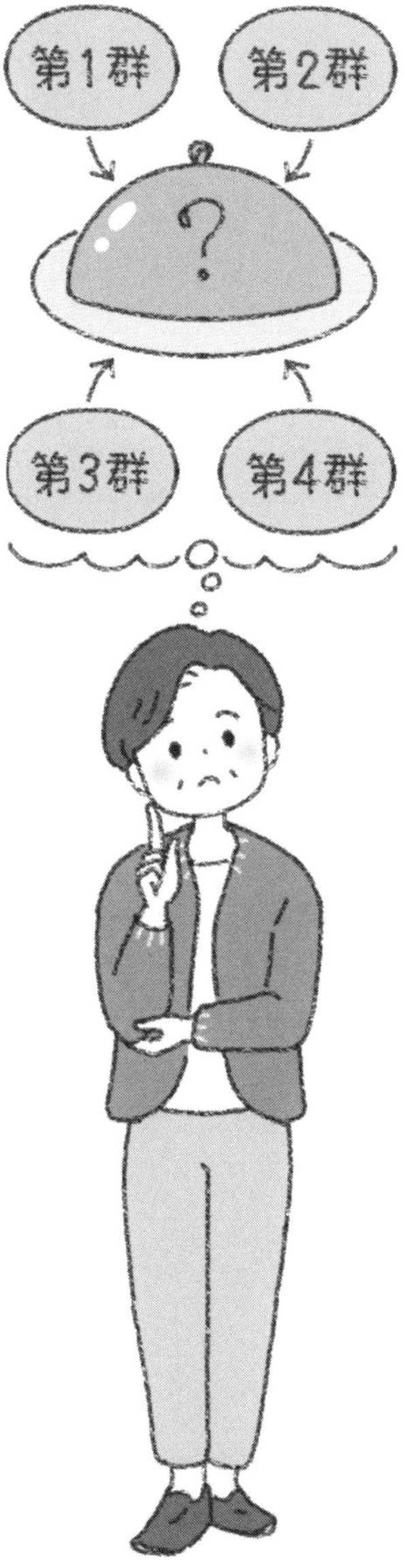

4

高齢で元気な人は食事のバランスがいいのです

◆食事のバランスがよいと食事が美味しく、さらに健康になれます

元気な高齢者は、みなさん食事のバランスがいいようです。前項で説明した一汁三菜を自然にとっていたり、第1～4群のバランスがとれているのです。亜鉛も不足せず、味覚が良好で美味《おい》しく食事がとれるので、さらに健康になります。

高齢になると食が細くなりがちです。代謝がおちるので量を食べる必要はありませんが、量が減ることで栄養のバランスが悪くなると、フレイル（62ページ）におちいることもあります。食欲がないからと、ごはんだけ、第4群だけに偏りがちになるからです。乳製品や卵、魚介類や肉、豆類、野菜や果物、海藻やきのこなどを毎日とるように心がけましょう。

◆調理法を工夫して食べやすくしましょう

食が細くなってきたら野菜は生でなく、炒めたりお浸し、和えものにすると、かさが減って量を食べることができます。

また、調理法のバランスをとることもおすすめです。たとえば主菜がアジの塩焼きならば、副菜は生揚げと里芋の煮もの、副々菜に小松菜のごまよごしというように、調理法を変えることで、食べやすいメニューになります。

おやつには、亜鉛を多く含むナッツ類がおすすめです。

次の第4章では、管理栄養士の宗像伸子氏の協力を得て、「亜鉛レシピ」を掲載しています。ぜひ参考にして、栄養バランスのよい亜鉛食で日々の亜鉛不足を解消してください。

Column 3

思春期の発達に欠かせない亜鉛

思春期を迎えると、脳の視床下部から性腺刺激ホルモンの分泌が始まることで、男子は精巣から男性ホルモンが分泌され、精子が作られ始めます。女子は卵巣から卵胞ホルモンや黄体ホルモンが分泌され、子宮や卵管がととのえられ、月経が始まります。

バランスのよい食事をとっていれば、亜鉛欠乏症になることはありませんが、好き嫌いが多く偏食であったり、極端なダイエットをすると、欠乏症が心配です。欠乏すると、男女とも思春期の性的な発達に不具合が生じることもあります。

成人男性の体内で、亜鉛が多く存在しているのが、前立腺です。前立腺は男性にのみある組織で、前立腺液を分泌し、その前立腺液が精子の一部になります。また、精子を保護したり、栄養を与え、運動機能を助けると考えられています。しかし、体内の亜鉛が不足すると、精子の数の減少や、運動能力の低下につながるのではないかと考えられています。また、亜鉛不足はED（勃起不全）や性欲の減退の原因にもなります。

女性の卵巣には、母親のお腹の中にいる胎児のときから、すでに卵子のもとになる原始卵胞が備わっていますが、誕生時からどんどん減っていき、増えることはありません。思春期になると、卵巣で原始卵胞から卵子が作られ、ちょうどよいものが毎月1個だけ排卵されます。排卵の時期に合わせて、子宮では受精卵の着床に備えて、内膜がふかふかと厚くなります。受精が行なわれない場合は、内膜ははがれて卵子とともに月経として排泄されます。卵子の成長にも、また妊娠後に細胞分裂を繰り返す受精卵にも亜鉛が必要です。さらに、亜鉛は女性ホルモンを調整し、月経不順の改善にもつながります。

第4章

毎日おいしく
たっぷり食べましょう

【亜鉛レシピ】

1 かきの卵とじ

かきのうま味たっぷりの煮汁も美味です

亜鉛含有量 11.0mg

カロリー 105kcal

塩分量 1.7g

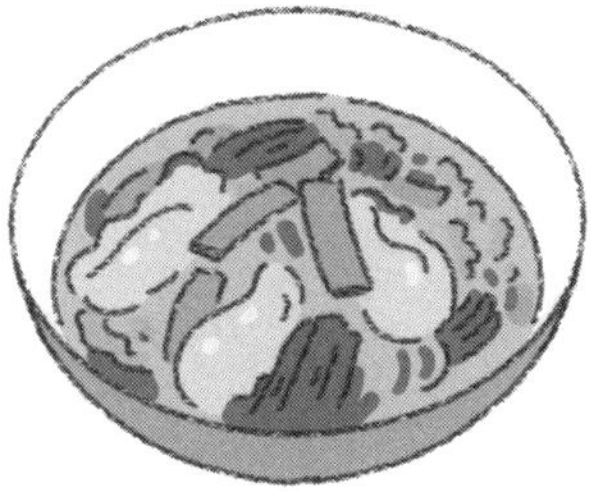

材料（2人分）

かき（むき身）	150g
小松菜	120g
にんじん	20g
卵	大1個
だし汁	2/3カップ
A しょうゆ	小さじ1/2
A みりん	小さじ1
A 塩	小さじ1/8

作り方

❶ かきはさっと洗い、水けをきる。

❷ 小松菜は熱湯でかためにゆで、手早く水に取って冷ます。水けを絞り、根元を落として3㎝長さに切る。

❸ にんじんは短冊に切る。

❹ 鍋にだし汁を温め、にんじんを入れて少し煮る。Aで調味し、かきと小松菜を入れる。

❺ かきに火が通ったら、卵を溶いて回し入れ、フタをして卵が半熟状になるまで煮る。

✦栄養バランスの良い献立例

かきの卵とじ、豆腐とわかめのみそ汁、キャベツとピーマンのカレー炒め、きゅうりとしらす干しの二杯酢、ごはん

アドバイス

- **野菜はほうれんそうやチンゲンサイでもおいしいです。**

2 かきと豆腐のみそ炒め

香味野菜やみそ味はかきの臭さを消します

亜鉛含有量 11.3mg
カロリー 216kcal
塩分量 1.7g

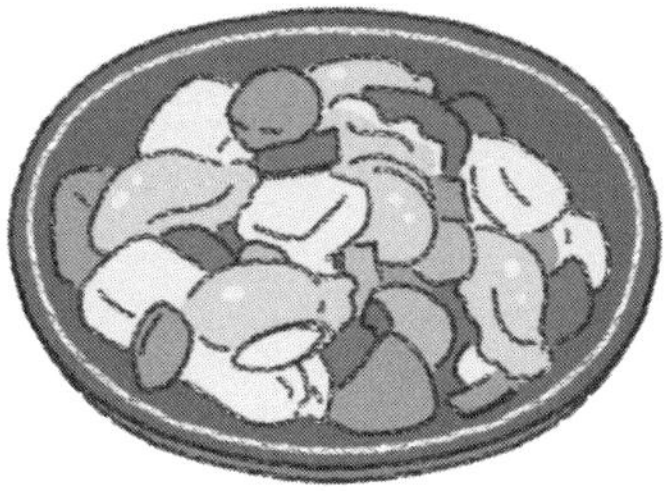

材料（2人分）

かき（むき身）	150g
木綿豆腐	2/3丁（200g）
干ししいたけ	2枚
長ねぎ	40g
にんじん	20g
ピーマン	20g
しょうが（みじん切り）	少々
赤唐辛子（小口切り）	少々
A みそ	小さじ2
A みりん	小さじ2
サラダ油	大さじ1

作り方

❶ かきはさっと洗い、水けをきる。豆腐は水けをきって縦半分に切り、1cm厚さに切る。

❷ しいたけは水でもどして軸を取り、そぎ切りにする。長ねぎは斜め切りに、にんじんは短冊切りに、ピーマンは乱切りにする。

❸ フライパンに油を熱してしょうがと唐辛子を炒め、香りが立ったら、かきと❷を入れて炒める。

❹ 豆腐を入れ、形をくずさないように注意して炒め、Aで調味する。

✦栄養バランスの良い献立例

かきと豆腐のみそ炒め、そうめんと三つ葉のすまし汁、チンゲンサイとしいたけの煮浸し、白菜のゆず和え、ごはん

アドバイス

- **野菜はグリーンアスパラガス、さやいんげん、ブロッコリーなどでもおいしいです。**

3 うなぎと野菜の中華風炒め

かば焼きと野菜たっぷりのボリュームのある一品です

亜鉛含有量 2.0mg
カロリー 258kcal
塩分量 1.5g

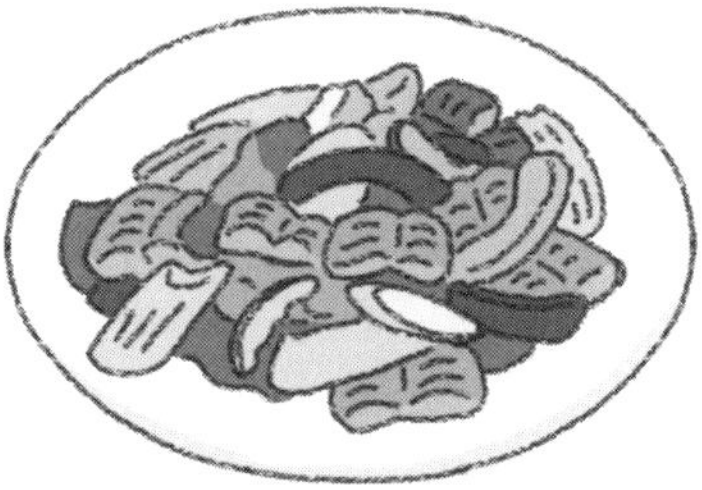

材料（2人分）

うなぎのかば焼き…………1串（120g）
チンゲンサイ…………120g
長ねぎ…………40g
ゆでたけのこ…………40g
生しいたけ…………20g
赤ピーマン…………20g
にんにく（みじん切り）…………少々
しょうが（みじん切り）…………少々
しょうゆ…………大さじ1/2
みりん…………小さじ1
サラダ油…………大さじ1

作り方

❶ うなぎは串をはずし、1cm幅に切る。チンゲンサイは一口大のそぎ切りにする。
❷ 長ねぎは斜め薄切りに、たけのこは縦半分に切って薄く切る。軸を取ったしいたけとピーマンは細切りにする。
❸ フライパンに油を熱して、❷、にんにく、しょうがを炒める。チンゲンサイを加えて、さらに炒める。
❹ うなぎを入れて、しょうゆとみりんで調味し、さっと炒め合わせる。

✦栄養バランスの良い献立例
うなぎと野菜の中華風炒め、麩《ふ》とたまねぎのすまし汁、だいこんとにんじんの薄くず煮、キャベツのからし和え、ごはん

アドバイス

- **チンゲンサイの代わりに小松菜、水菜、ピーマンなどでもおいしいです。**

4 うなぎずし

手軽に作れるごちそう寿司です

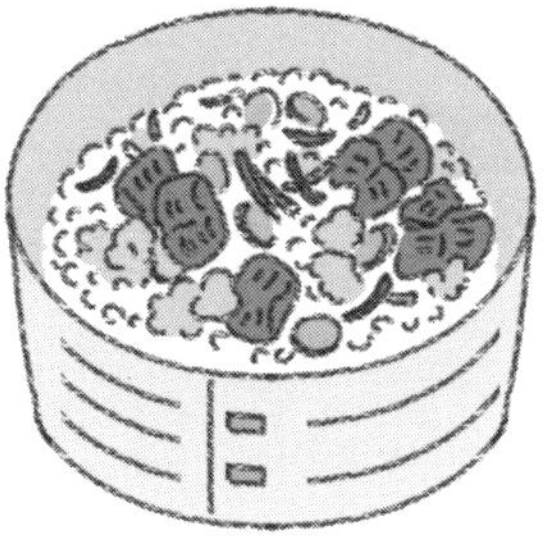

亜鉛含有量 3.2mg
カロリー 544kcal
塩分量 2.2g

材料（2人分）

うなぎのかば焼き……1串（120g）
ごはん……400g
A
- 酢……大さじ2
- 砂糖……大さじ1/2
- 塩……小さじ1/3

B
- 卵……1個
- 砂糖……小さじ2/3
- 塩……少々

きゅうり……60g
塩……少々
しょうがの甘酢漬け……10g
いりごま（白）……小さじ2/3

作り方

❶ 温かいごはんに、よく混ぜたAを回しかけ、しゃもじで切るように混ぜ、人肌に冷ます。

❷ うなぎは串をはずし、1cm角くらいに切る。

❸ きゅうりは小口切りにし、塩でもみ、水けを絞る。しょうがの甘酢漬けは、せん切りにする。

❹ Bを混ぜ合わせ、小鍋に入れて火にかけ、はし数本でかき混ぜて炒り卵を作る。

❺ ❶のすし飯に、うなぎ、ごま、❸、炒り卵の半量を加え混ぜる。器に盛り、残りの炒り卵を散らす。

✦栄養バランスの良い献立例

うなぎずし、わかめと長ねぎのみそ汁、じゃがいものカレー炒め、白菜ときゅうりのピーナッツ和え

アドバイス

- **うなぎのかば焼きの代わりに、ゆでたカニをほぐして加えても亜鉛が摂れます。**

5 いかとアスパラのガーリック炒め

彩りもよく、にんにくの香りが食欲を刺激します

亜鉛含有量 1.4mg
カロリー 137kcal
塩分量 1.4g

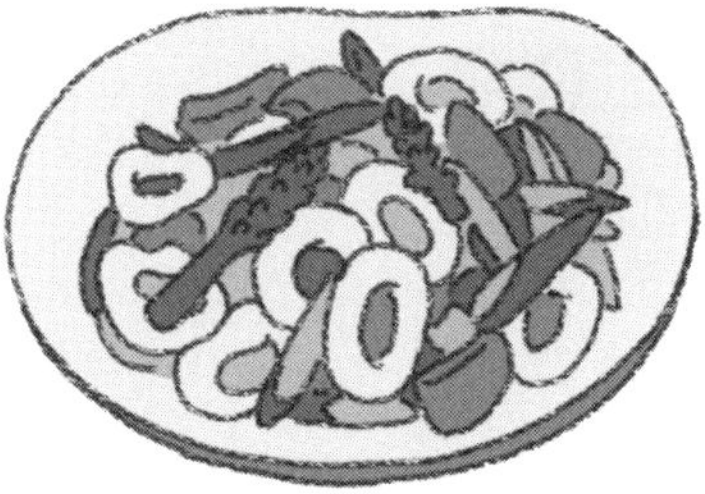

材料（2人分）

いかの胴……150g
グリーンアスパラガス……100g
赤ピーマン……40g
にんにく……少々
塩……小さじ1/3
こしょう……少々
オリーブ油……大さじ1

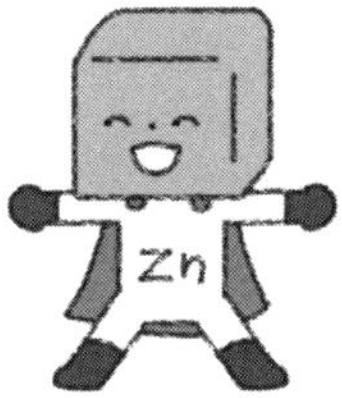

作り方

❶ いかの胴は輪切りにする。
❷ アスパラガスはゆでて斜め切りに、ピーマンは乱切りにする。にんにくは薄切りにする。
❸ フライパンにオリーブ油を熱してにんにくを炒め、香りが立ったらいかを入れて炒める。
❹ いかの色が変わったら、アスパラガスとピーマンを加えて炒め合わせ、塩、こしょうで調味する。

✦栄養バランスの良い献立例
いかとアスパラのガーリック炒め、豆腐とトマトの中華風スープ、蒸しなすの和えもの、ごはん

アドバイス
- アスパラガスの代わりにピーマンやさやいんげんでもおいしいです。

6 たこのトマト煮

たことトマトは相性抜群なのです

亜鉛含有量 1.6mg
カロリー 147kcal
塩分量 1.3g

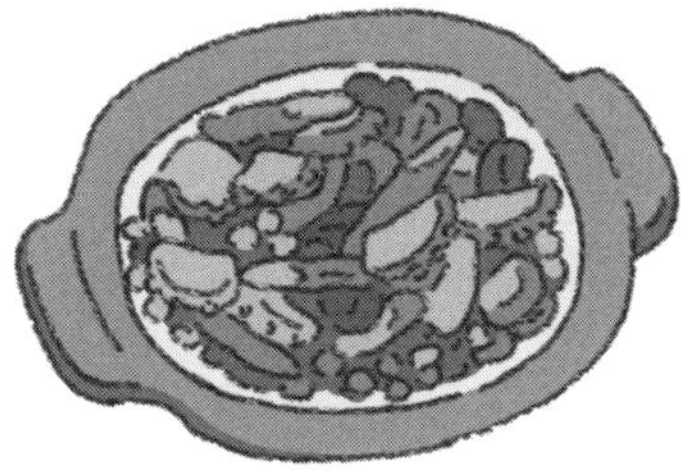

材料（2人分）

ゆでだこ	150g
たまねぎ	100g
にんにく	少々
トマト（水煮缶詰）	150g
さやいんげん	40g
A 固形スープの素	1/4個
A 水	3/4カップ
白ワイン	小さじ2
塩	小さじ1/6
こしょう	少々
オリーブ油	小さじ2

作り方

❶ ゆでだこはそぎ切りにする

❷ たまねぎは粗みじん切りに、にんにくはみじん切りにする。トマトはざく切りにする。

❸ さやいんげんは、ゆでて斜め切りにする。

❹ 鍋にオリーブ油を熱して、にんにくとたまねぎをよく炒める。トマトとAを入れ、煮立ったら弱火で4〜5分煮る。

❺ たこ、白ワインを加えてさらに5〜6分ほど煮込み、塩、こしょうで調味する。

❻ さやいんげんを加えて、ひと煮する。

✦栄養バランスの良い献立例

たこのトマト煮、コンソメスープ、ゆでキャベツとみかんのサラダ、パン

アドバイス

- **たこの代わりにいいだこやホタテ貝でもおいしいです。**

7 カニとレタスの炒めもの

水けが出るので食べる直前に炒めるのがポイントです

亜鉛含有量 1.5mg
カロリー 102kcal
塩分量 1.1g

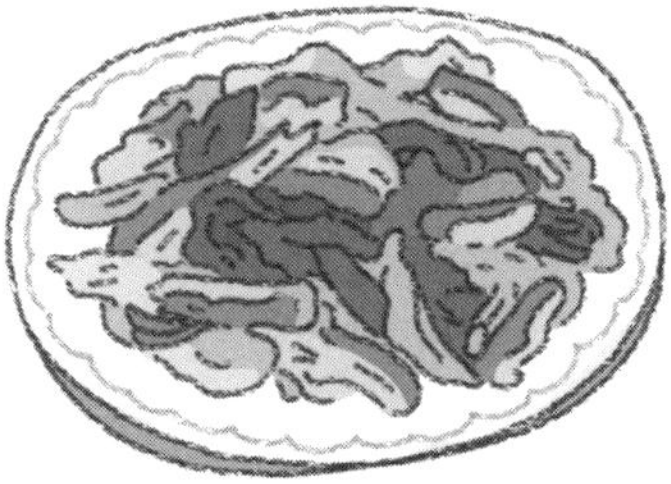

材料（2人分）

かに（正味）…… 100g
レタス …… 200g
ピーマン …… 20g
しょうが …… 少々
塩 …… 小さじ1/4
こしょう …… 少々
サラダ油 …… 大さじ1

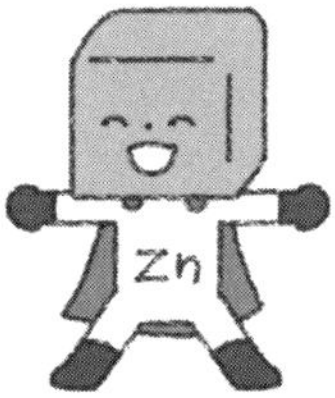

作り方

❶ かには軟骨を除き、身を粗くほぐす。
❷ レタスは洗って大きめにちぎる（水けをよくきっておく）。ピーマンは細切りに、しょうがはみじん切りにする。
❸ フライパンに油を熱してしょうがとかにを炒め、ピーマンとレタスを加えて炒め合わせる。
❹ しんなりしたら、塩、こしょうで調味する。

✦栄養バランスの良い献立例

カニとレタスの炒めもの、たまねぎとしいたけのみそ汁、凍り豆腐と野菜の煮もの、青菜のいそべあえ、ごはん

アドバイス

- **レタスの代わりにキャベツ、白菜、もやしでもおいしいです。**

8 ホタテとさやいんげんのクリーム煮

さやいんげんにも亜鉛がたっぷり含まれます

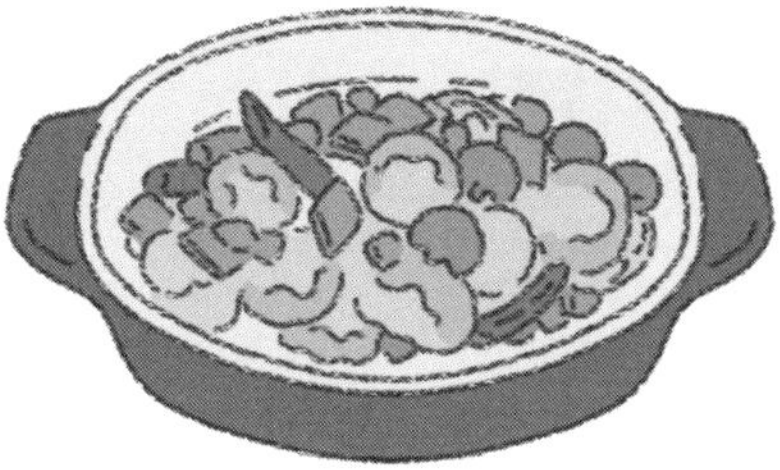

亜鉛含有量 2.6mg
カロリー 188kcal
塩分量 1.5g

材料（2人分）

ホタテ貝	150g
さやいんげん	60g
マッシュルーム	30g
たまねぎ	60g
にんじん	20g
バター	大さじ1
薄力粉	大さじ1と1/3
牛乳	3/4カップ
A 固形スープの素	1/4個
A 水	1/2カップ
塩	小さじ1/6
こしょう	少々

作り方

❶ ホタテは1個を2〜4つに切る。マッシュルームも2〜4つに切る。
❷ たまねぎは1cm角に、にんじんは小さい色紙《しきし》切りにする。さやいんげんはゆでて斜めに切る。
❸ 鍋にバターを溶かして、たまねぎを焦がさないように炒め、薄力粉をふり入れて炒める。
❹ Aを加え、泡立て器で混ぜてなめらかにする。煮立ったら火を弱め、にんじんを加えて4〜5分煮る。
❺ 牛乳と❶を入れ、塩、こしょうで調味する。トロリとするまで煮込み、さやいんげんを加える。

✦栄養バランスの良い献立例

ホタテとさやいんげんのクリーム煮、コンソメスープ、トマトときゅうりのサラダ、パン

アドバイス

- **季節によっては亜鉛の多いそら豆やグリンピースを使ってもいいでしょう。**

9 わかさぎの和風マリネ

薬味たっぷりで風味豊かな一品です

亜鉛含有量 1.6mg
カロリー 158kcal
塩分量 1.3g

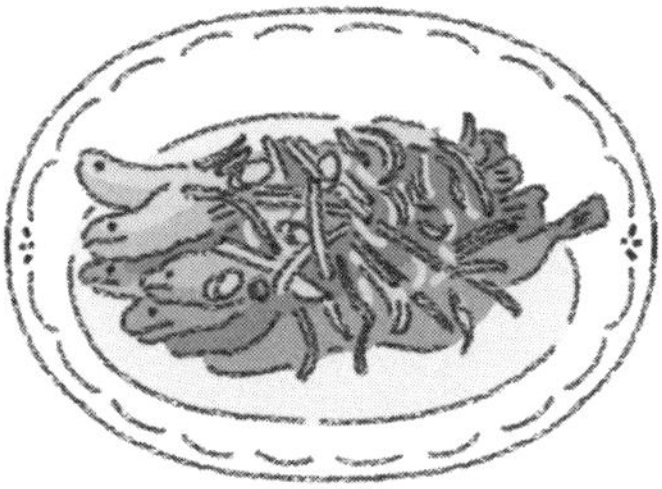

材料（2人分）

わかさぎ……150g
薄力粉……適量
長ねぎ……20g
きゅうり……30g
みょうが……20g
しょうが……少々
青じそ……4枚
揚げ油……適宜
【マリネ液】
- だし汁……大さじ2
- 酢・みりん……各小さじ2
- しょうゆ……小さじ1
- 塩……小さじ1/6
- 赤唐辛子（小口切り）……1本分

作り方

❶ マリネ液の材料を合わせる。
❷ 長ねぎ、きゅうり、みょうが、しょうが、青じそはせん切りにする。
❸ わかさぎは水けをふいて、薄力粉を薄くまぶし、170℃に熱した揚げ油でカラリと揚げる。
❹ 揚げたてのわかさぎと❷をマリネ液に加え（熱いうちにつけると味がしみやすい）、味がなじむまでしばらくおく。

✦栄養バランスの良い献立例

わかさぎの和風マリネ、けんちん汁、じゃがいもとにんじんの含め煮、青菜のごまあえ、ごはん

アドバイス

- 多めに作って作り置きしてもいいでしょう（冷蔵で約3日）。
- わかさぎの代わりにきびなごでもおいしいです。

10 白いんげんのカレーサラダ

亜鉛が豊富な豆を使って作ります

亜鉛含有量 0.9mg
カロリー 181kcal
塩分量 0.8g

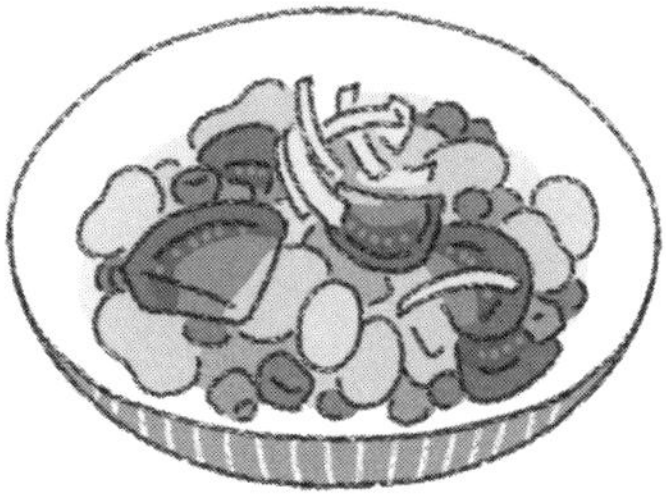

材料（2人分）

白いんげん豆（水煮）……150g
トマト……50g
ミックスベジタブル（冷凍）……40g
たまねぎ……10g
A
- カレー粉……小さじ1
- オリーブ油……大さじ1
- 酢……大さじ1
- 塩……小さじ1/4
- こしょう……少々

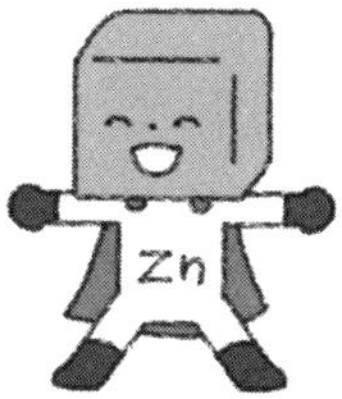

作り方

❶ トマトは皮を湯むきして、2cm角に切る。ミックスベジタブルは熱湯でさっとゆでる。
❷ たまねぎは薄切りにし、水にさらして水けをきる。
❸ Aをよく混ぜ合わせ、白いんげん豆、ミックスベジタブル、トマト、たまねぎを和える。

✦栄養バランスの良い献立例
白いんげんのカレーサラダ、鶏肉のピカタゆでキャベツ添え、きのこのスープ、ごはん

アドバイス
- 白いんげん豆の代わりに大豆の水煮やひよこ豆の水煮でもおいしいです。

11 ほうれんそうのごまあえ

ごまの風味豊かなお浸しです

亜鉛含有量	0.8mg
カロリー	46kcal
塩分量	0.4g

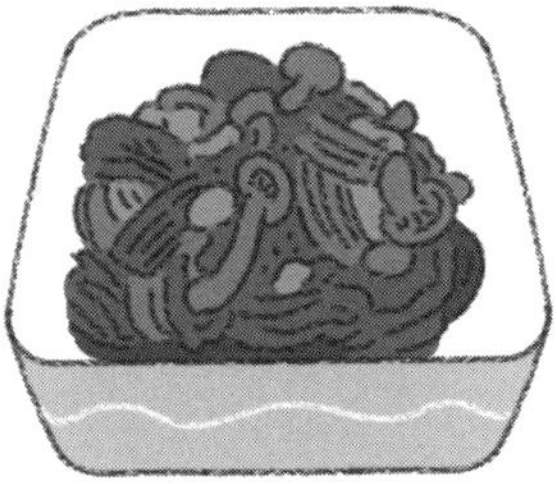

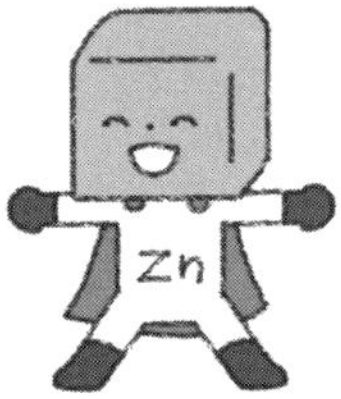

材料（２人分）

ほうれんそう……240g
しめじ……40g
すりごま……10g
だし汁……小さじ２
しょうゆ……小さじ１

作り方

❶ ほうれんそうは熱湯でゆでて水に取り、水けを絞って3㎝長さに切る。
❷ しめじは熱した焼き網にのせて焼き、１本ずつにばらす。
❸ すりごまとだし汁、しょうゆを合わせ、ほうれんそうとしめじをあえる。

✦栄養バランスの良い献立例

ほうれんそうのごまあえ、豚肉のしょうが焼き、里芋の煮もの、
かぶとかぶの葉のみそ汁、ごはん

アドバイス

- ごまの代わりにアーモンドやカシューナッツでも亜鉛が摂れます。

12 豚レバーとごぼうのしょうが煮

亜鉛とともにビタミンA、食物繊維もとれます

亜鉛含有量 5.8mg
カロリー 194kcal
塩分量 1.5g

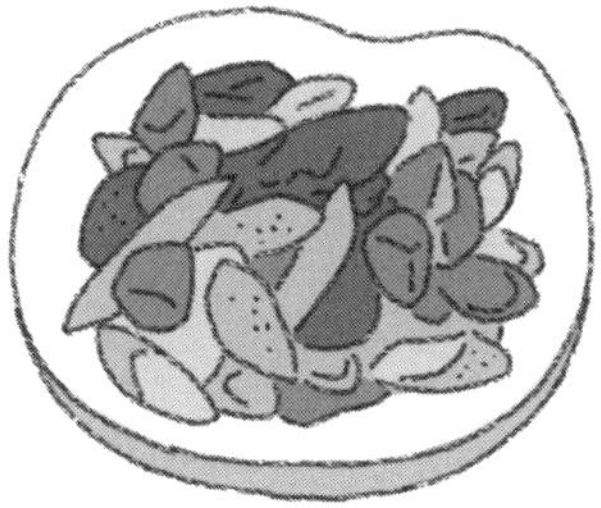

材料（2人分）

豚レバー……150g
ごぼう……100g
にんじん……40g
しょうが……少々
絹さや……20g
だし汁……1カップ
砂糖……大さじ1弱
しょうゆ……大さじ1弱
サラダ油……小さじ2

作り方

❶ レバーは一口大に切り、水にさらして血抜きをし、水けをふく。
❷ ごぼうは皮をこそげて乱切りにし、水にさらす。にんじんは乱切りにする。しょうがはせん切りにする。
❸ 鍋に油を熱して❶❷を炒め、だし汁を注ぐ。煮立ったらアクを取り、火を弱めて2〜3分煮る。
❹ 砂糖、しょうゆを加えて汁けが少なくなるまで煮て、ゆでて斜めに切った絹さやを加え、ひと煮する。

✦栄養バランスの良い献立例

豚レバーとごぼうのしょうが煮、だいこんと油揚げのみそ汁、小松菜と白菜のわさびあえ、ごはん

アドバイス

・しょうがとごぼうでレバーの臭みを消した、おいしい煮ものです。

13 牛レバーの変わりパネソテー

変わりフライ衣（チーズとパセリ入りのパン粉）で一層おいしくなります

亜鉛含有量 3.6mg
カロリー 302kcal
塩分量 1.5g

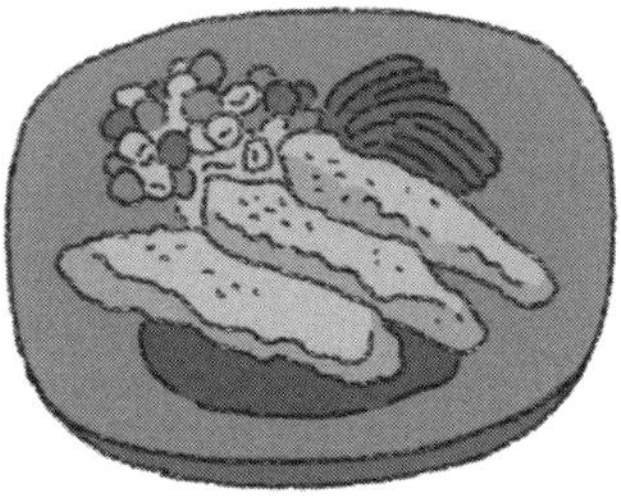

材料（2人分）

牛レバー……150g
┌塩……小さじ1/5
└こしょう……少々
薄力粉・溶き卵……各適量
┌パン粉……1/2カップ弱
A 粉チーズ……小さじ1
└パセリ（みじん切り）……適量
サラダ油……大さじ2弱
トマトソース（市販品）……大さじ2
ほうれんそう……80g
┌塩……少々
└サラダ油……小さじ1
ミックスベジタブル（冷凍）……80g
┌塩……少々
└サラダ油……小さじ1

作り方

❶ レバーはそぎ切りにして水にさらして血抜きをし、水けをふいて塩、こしょうをふる。薄力粉、溶き卵、Aの順に衣をつける。

❷ 油を熱したフライパンに❶を入れ、中火で両面をこんがりと焼き、トマトソースを敷いた皿に盛る。

❸ ほうれんそうはかためにゆでて、4㎝長さに切り、油で炒めて塩で調味する。ミックスベジタブルも油で炒めて塩で調味し、ほうれんそうとともに❷に添える。

✦栄養バランスの良い献立例

牛レバーの変わりパネソテー、せん切り野菜のスープ、トマトとブロッコリーのサラダ、パン

アドバイス

- レバーの水けはしっかりふいて衣をつけます。

14 鶏レバーと小松菜の炒めもの

野菜たっぷりの炒めもので、ビタミン類も豊富です

亜鉛含有量	2.8mg
カロリー	167kcal
塩分量	1.5g

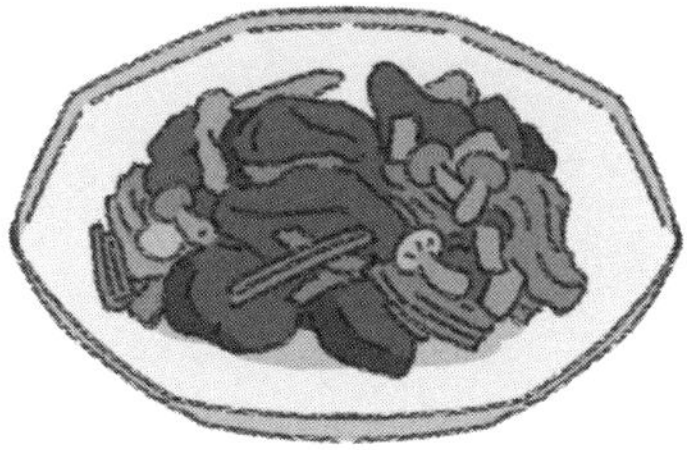

材料（2人分）

鶏レバー……150g
A しょうゆ……小さじ1
A みりん……小さじ1
A しょうが汁……少々
小松菜……150g
にんじん……40g
しめじ……20g
しょうが……少々
酒……小さじ2
しょうゆ……小さじ2
サラダ油……大さじ1

作り方

❶ レバーは血や黄色い脂肪を取り除き、一口大に切る。Aをまぶして10分ほどおく。
❷ 小松菜は4㎝長さに切り、にんじんは薄い短冊切りにする。しめじは小房に分ける。
❸ しょうがはせん切りにする
❹ フライパンに油を熱してしょうがとレバーを炒め、レバーの色が変わったら❷を加えて炒め合わせる。
❺ 野菜がしんなりしたら、酒、しょうゆで調味する。

✦栄養バランスの良い献立例

鶏レバーと小松菜の炒めもの、若竹汁（たけのこのお吸いもの）、きゅうりとしらす干しの酢のもの、ごはん

アドバイス

- **小松菜の代わりにチンゲンサイや水菜、にんじんの代わりに赤ピーマンでもおいしいです。**

15 揚げ牛肉と白菜の煮もの

肉を揚げてから煮てコクを出します

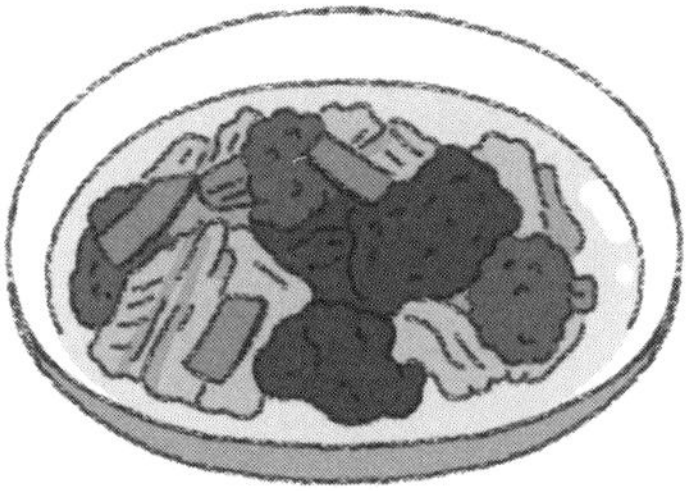

亜鉛含有量 3.1mg
カロリー 226kcal
塩分量 1.5g

材料（2人分）

牛もも肉	120g
A しょうゆ	小さじ1
A みりん	小さじ1
白菜	150g
にんじん	20g
ブロッコリー	40g
だし汁	3/4カップ
しょうゆ	小さじ2
みりん	小さじ2
片栗粉	適量
揚げ油	適宜

作り方

❶ 牛肉は一口大に切り、Aにつける。汁けをきって、片栗粉をまぶし、170度の揚げ油で揚げる。

❷ 白菜はそぎ切りに、にんじんは短冊切りにする。ブロッコリーは小房に分ける。

❸ 鍋にだし汁を温め、❷を煮る。煮立ったら、しょうゆ、みりんで調味し、肉を入れて2〜3分煮る。

✦栄養バランスの良い献立例

揚げ牛肉と白菜の煮もの、そうめんと青菜のすまし汁、
さつまいもと切りこんぶの煮もの、なます、ごはん

アドバイス

- 牛肉の代わりに豚肉でもおいしいです。

16 牛肉としいたけのピリ辛ソテー

牛肉のピリ辛味は食がすすみます

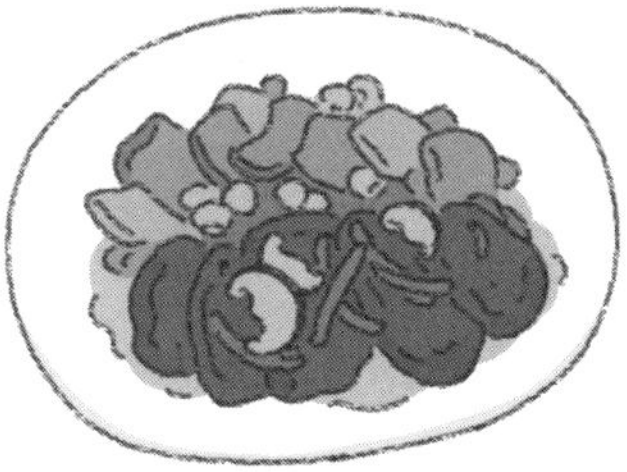

亜鉛含有量 3.7mg

カロリー 255kcal

塩分量 1.2g

材料（2人分）

牛もも薄切り肉	150g
┌しょうゆ	小さじ1
└みりん	小さじ1
生しいたけ	30g
あさつき	10g
しょうが	少々
ピーマン	40g
赤ピーマン	20g
ホールコーン（缶詰）	20g
┌塩	少々
│こしょう	少々
└サラダ油	小さじ1
赤唐辛子（小口切り）	少々
しょうゆ	小さじ1
みりん	小さじ1
サラダ油	小さじ2

作り方

❶ 牛肉は一口大に切り、しょうゆとみりんをからめる。

❷ しいたけは軸を取ってそぎ切りにする。あさつきは3cm長さに切り、しょうがはみじん切りにする。

❸ ピーマンはそれぞれ乱切りにする。フライパンに油（小さじ1）を熱してピーマンとコーンを炒め、塩、こしょうで調味して器に盛る。

❹ フライパンをさっとふいて油（小さじ2）を入れ、赤唐辛子、しょうが、肉の順に炒める。肉の色が変わったら、しいたけを加えて炒め合わせる。

❺ あさつきを加えて炒め、しょうゆとみりんで調味し、❸に盛り合わせる。

✦栄養バランスの良い献立例

牛肉としいたけのピリ辛ソテー、かきたま汁、五目豆、白菜とさやいんげんのごま酢あえ、ごはん

アドバイス

- **肉のなかでも牛肉は亜鉛を多く含みます。**

17 豚肩ロース肉のソテーきのこソース

きのこと野菜たっぷりのあんが味の決め手です

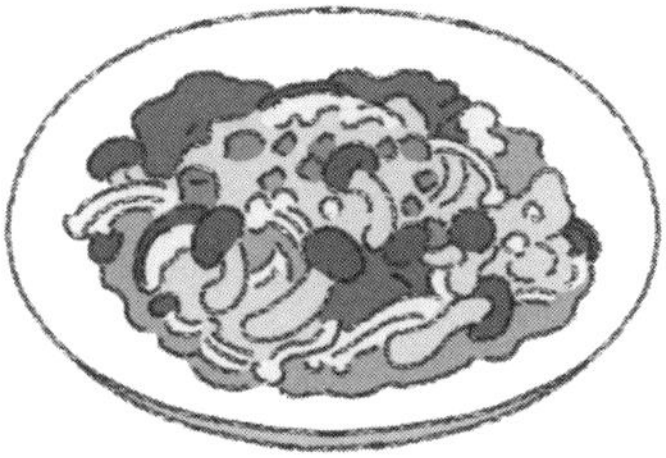

亜鉛含有量	2.4mg
カロリー	266kcal
塩分量	1.2g

材料（2人分）

豚肩ロース肉……2枚（140g）
┌塩……小さじ1/5
└こしょう……少々
生しいたけ……40g
しめじ……40g
えのきだけ……40g
長ねぎ……20g
にんにく……少々
トマト……60g
あさつき……10g
┌だし汁……2/3カップ
A しょうゆ……小さじ1
└みりん……小さじ1
片栗粉……小さじ2/3
サラダ油……大さじ1

作り方

❶ しいたけは軸を取ってそぎ切りにし、しめじは小房に分ける。えのきは長さを半分に切り、ほぐす。

❷ 長ねぎは粗みじん切りに、にんにくはみじん切りにする。トマトはくし形に切る。

❸ 豚肉は塩、こしょうをふり、サラダ油大さじ1/2を熱したフライパンでこんがりと焼き、取り出す。

❹ フライパンに残りの油を熱して、にんにくとねぎを炒め、❶とトマトを入れて炒める。

❺ ❹にAを加え、煮立ったら倍量の水で溶いた片栗粉でとろみをつけ、3cm長さに切ったあさつきを加えて肉にかける。

✦栄養バランスの良い献立例

豚肩ロース肉のソテーきのこソース、コーンスープ、じゃがいものサラダ、パン

アドバイス

- **豚肉は糖質の代謝を促進するビタミンB_1も豊富です。**

18 鶏肉と里芋の炒め煮

おふくろの味を思い起こさせるコクのある煮ものです

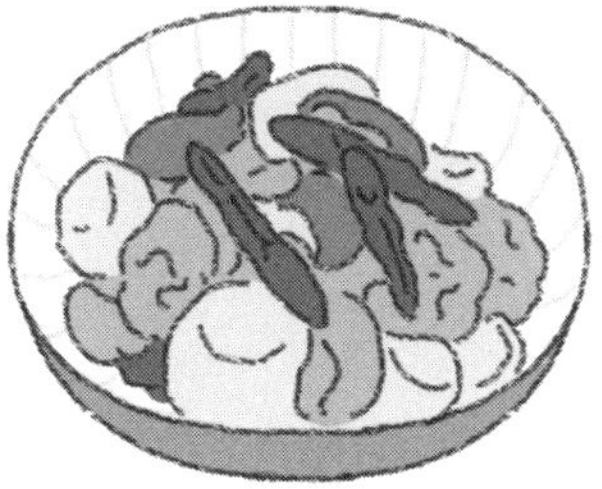

亜鉛含有量 1.4mg
カロリー 239kcal
塩分量 1.5g

材料（2人分）

鶏もも肉……120g
里芋……150g
干ししいたけ……2枚
さやいんげん……40g
しょうが……少々
だし汁……1カップ
砂糖……大さじ1弱
しょうゆ……大さじ1
サラダ油……大さじ1/2

作り方

❶ 鶏肉は一口大に切る。里芋は皮をむいて、2㎝厚さに切る。
❷ しいたけは水でもどして軸を取って4つに切り、しょうがは薄切りにする。さやいんげんはゆでて斜め切りにする。
❸ 鍋に油を熱してしょうがと鶏肉を炒め、だし汁を注ぐ。煮立ったら、しいたけと里芋を加える。
❹ アクを取りながら煮て、砂糖、しょうゆを加える。火を弱めて柔らかくなるまで12～13分煮る。
❺ さやいんげんを加えてひと煮する。

✦栄養バランスの良い献立例

鶏肉と里芋の炒め煮、たまねぎと油揚げのみそ汁、煮奴、キャベツとわかめの三杯酢、ごはん

アドバイス

- **里芋の代わりにじゃがいもでもおいしいです。**

19 鶏肉のアーモンド揚げ

亜鉛を含むアーモンドで香ばしく仕上げます

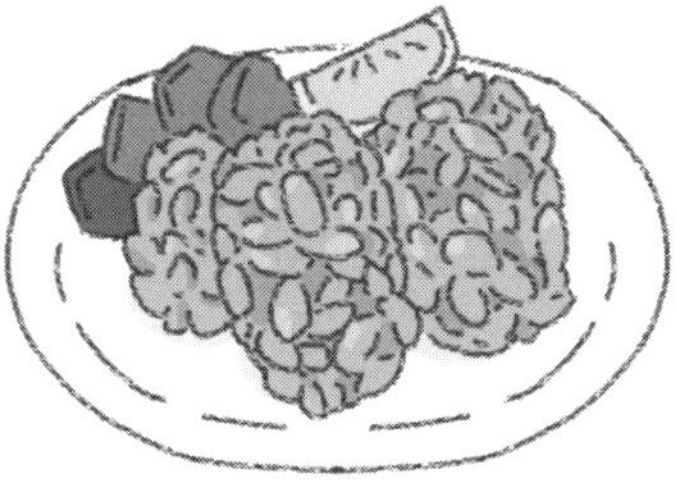

亜鉛含有量 1.7mg

カロリー 221kcal

塩分量 0.7g

材料（2人分）

鶏もも肉（皮なし）……120g
塩……小さじ1/5
酒……小さじ2
ピーマン……30g
卵……適量
片栗粉……大さじ1
スライスアーモンド…大さじ4（24g）
＊ないときは、アーモンドの粗みじん切りでも。
揚げ油……適宜
レモン（くし形に切る）……2切れ

作り方

❶ 鶏肉はそぎ切りにし、塩、酒をふる。
❷ ピーマンは乱切りにする。
❸ 卵と片栗粉を混ぜ、鶏肉1枚ずつにつけてスライスアーモンドをまぶす。
❹ 揚げ油を160℃に熱し、水けをふいたピーマンを揚げ、つぎに❸を入れて薄いきつね色にカラリと揚げる。
❺ 器に盛り合わせ、レモンを添える。

✦栄養バランスの良い献立例

鶏肉のアーモンド揚げ、里芋とわかめのみそ汁、切り干し大根の炒り煮、ブロッコリーのからしあえ、ごはん

アドバイス

- **鶏肉の代わりに豚ヒレ肉でもおいしいです。**
- **卵（溶き卵）の残りは汁ものなどに使いましょう。**

20 ライ麦パンのピザトースト

エネルギーは食パンと同じでも亜鉛などミネラルが豊富です

亜鉛含有量	**1.8mg**
カロリー	319kcal
塩分量	1.8g

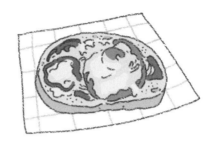

材料（2人分）

ライ麦パン	4枚（120g）
ハム	30g
たまねぎ	20g
トマト	60g
ピーマン	10g
バター	大さじ1
ピザソース	大さじ1
ピザ用チーズ	1/2カップ
パセリ（みじん切り）	少々

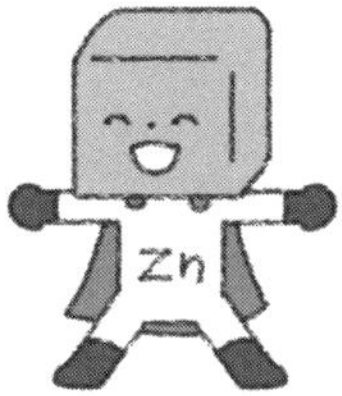

作り方

❶ ハムは1枚を放射状に6〜8等分にする。

❷ たまねぎは薄切りに、トマトは輪切りに、ピーマンはごく薄い輪切りにする。

❸ ライ麦パンにバターとピザソースを塗り、❶と❷をのせ、チーズをかける。

❹ オーブントースターで、チーズが溶けるまで焼く。好みでパセリをふる。

✦栄養バランスの良い献立例

ライ麦パンのピザトースト、野菜のミルクスープ、
鮭《さけ》缶とレタス・トマトのサラダ

アドバイス

- **ライ麦や玄米など、未精白の穀類は亜鉛を多く含みます。**

21 たらこスパゲッティ

亜鉛の多いたらこを使った絶品パスタです

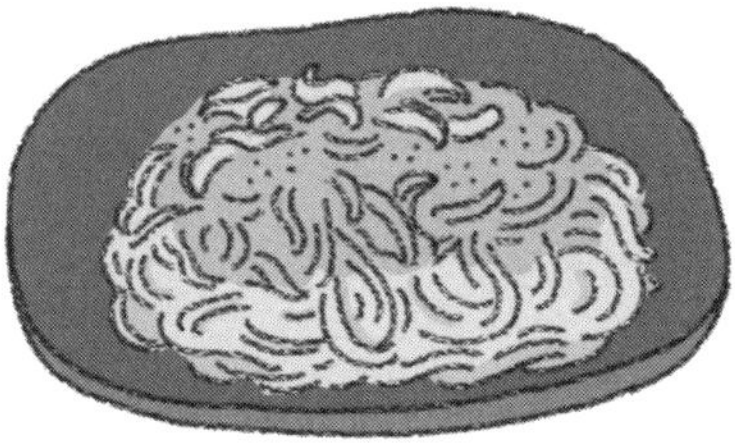

亜鉛含有量	**2.3mg**
カロリー	434kcal
塩分量	2.4g

材料（2人分）

スパゲッティ……160g
たらこ……60g
酒……小さじ1
たまねぎ……60g
生しいたけ……30g
にんにく（せん切り）……少々
オリーブ油……大さじ2
塩……小さじ1/3
こしょう……少々
粉チーズ……小さじ1
パセリ（みじん切り）……少々

作り方

❶たらこは薄皮を取り除き、酒を混ぜておく。
❷たまねぎ、しいたけは軸を取って薄切りにする。
❸スパゲッティは塩（分量外）を少々入れた熱湯に入れ、袋の表示の時間ゆで、ざるに取って湯をきる。
❹フライパンにオリーブ油を熱して、にんにく、たまねぎ、しいたけを炒める。ゆでたてのスパゲッティと❶を入れて炒め、塩、こしょうで調味する。
❺器に盛り、粉チーズとパセリをふる。

✦栄養バランスの良い献立例

たらこスパゲッティ、白菜とツナのミルクスープ、グリーンサラダ、フルーツ

アドバイス

- **手軽に作れる亜鉛の多い主食です。**
- **たらこの代わりに明太子でもおいしいです。**

おわりに

最後までお読みいただき、ありがとうございました。これまであまり注目されていなかった「亜鉛」が、予想以上に大切な栄養素であることを理解していただけたでしょうか。

2006年に我が国で亜鉛含有胃潰瘍治療薬の発売プレスリリースがありました。そのとき、胃潰瘍の薬になぜ亜鉛が入っているのだろうか、と疑問が膨らむ一方でした。程なく、亜鉛の創傷治癒促進作用、抗炎症作用、抗酸化作用があることがわかって、納得できたのです。そこで私は、初めて胃潰瘍の患者さんに服用していただくことにしたのですが、味覚障害や口内炎も同時によくなることが、経験的にわかってきました。亜鉛は味覚障害や口内炎にも効果があったのです。

さらにはウィズ・コロナ時代、新型コロナウイルス（COVID-19）感染の予防および重症化の予防として、亜鉛が活躍を見せています。驚いたことに、亜鉛がコロナウイルスRNAポリメラーゼ活性を阻害し、抗ウイルス作用を示すことが報告されました。亜鉛は免疫の機能の維持にも欠かせないミネラルであり、亜鉛が欠乏すると、コロナ中和抗体の産生が減少することも判明してきました。アメリカでは、2020年から治療の一環として亜鉛投与が実施されています。

亜鉛の免疫調節作用や抗ウイルス作用は確立していますが、コロナ治療における補完療法として、すでに一定の有用性が示されたのです。まだまだ課題もありますが、嬉《うれ》しいことに、亜鉛の可能性が大きく広がっています。

肥満や糖尿病、高齢の方など、重症化や合併症などを引き起こす可能性の高い高リスク群の人々では、亜鉛が低値であることもわかっています。そういった方々は、普段から亜鉛を効果的に摂ることを心掛けてほしいと思います。

亜鉛不足が私たちの健康や美容に大きな影響を与えます。亜鉛をはじめ、種々のミネラルにも関心を寄せて、健康で楽しい毎日を送っていただきたいのです。そこに本書を役立てていただければ望外の喜びです。

2022年10月

栗原 毅

〈著者略歴〉
栗原　毅（くりはら・たけし）

栗原クリニック東京・日本橋院長。医学博士。日本肝臓学会専門医。元慶應義塾大学特任教授、元東京女子医科大学教授。医療過疎地とテレビ電話を利用した遠隔医療を行なうなど、予防医学の実践者として活躍している。「血液サラサラ」の名付け親のひとりでもある。
著書に『誰でもスグできる！ みるみるコレステロールと中性脂肪を下げる200％の基本ワザ』『誰でもスグできる！ 脂肪肝をぐんぐん解消する！ 200％の基本ワザ』（以上、日東書院本社）、『女性の「脂肪肝」がみるみる改善する方法』『薬に頼らず自分で改善！ 女性の高血圧・高血糖・糖尿病』『好きなものを食べてヘモグロビンA1cを下げるスゴ技100』（いずれもPHP研究所）など多数。

宗像伸子（むなかた・のぶこ）　※第4章「亜鉛レシピ」協力

管理栄養士。ヘルスプランニング・ムナカタ主宰。東京家政学院大学客員教授。女子栄養短期大学専攻科卒業。山王病院、半蔵門病院で管理栄養士として勤務ののち、1988年、有限会社ヘルスプランニング・ムナカタを設立し、独立。料理サロン、講演、テレビ出演、執筆活動などを通じて生活習慣病の予防と改善のための食生活指導を行なっている。帝国（ホテル）クリニック等の栄養コンサルタントも務める。編著書・監修書に、『からだにおいしいキッチン栄養学』（高橋書店）、『一品料理500 治療食への展開（第4版）』（医歯薬出版）など多数。

弱った体がよみがえる！「亜鉛」健康法

2022年12月6日　第1版第1刷発行
2024年7月22日　第1版第4刷発行

著　者　栗原　毅
発行者　村上雅基
発行所　株式会社PHP研究所
京都本部　〒601-8411　京都市南区西九条北ノ内町11
〔内容のお問い合わせは〕暮らしデザイン出版部 ☎075-681-8732
〔購入のお問い合わせは〕普　及　グ　ル　ー　プ ☎075-681-8818
印刷所　TOPPANクロレ株式会社

ISBN978-4-569-85368-0